齐鲁小儿推拿流派研究

李静 编著

山东科学技术出版社
·济南·

图书在版编目（CIP）数据

齐鲁小儿推拿流派研究 / 李静编著. -- 济南：山东科学技术出版社，2022.5
ISBN 978-7-5723-0884-0

Ⅰ.①齐… Ⅱ.①李… Ⅲ.①小儿疾病 – 推拿 – 中医流派 – 研究 Ⅳ.① R244.15

中国版本图书馆 CIP 数据核字 (2022) 第 041318 号

齐鲁小儿推拿流派研究
QILU XIAOER TUINA LIUPAI YANJIU

责任编辑：李文靖
装帧设计：孙　佳

主管单位：山东出版传媒股份有限公司
出 版 者：山东科学技术出版社
　　　　　地址：济南市市中区舜耕路 517 号
　　　　　邮编：250003　电话：（0531）82098088
　　　　　网址：www.lkj.com.cn
　　　　　电子邮件：sdkj@sdcbcm.com
发 行 者：山东科学技术出版社
　　　　　地址：济南市市中区舜耕路 517 号
　　　　　邮编：250003　电话：（0531）82098067
印 刷 者：济南百禾彩印有限公司
　　　　　地址：济南市市中区西十里河东街 107-3 号
　　　　　邮编：250022　电话：（0531）87915789

规格：32 开（143 mm×210 mm）
印张：7.25　彩插：4　字数：160 千
版次：2022 年 5 月第 1 版　印次：2022 年 5 月第 1 次印刷
定价：40.00 元

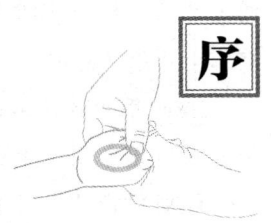

序

在中国医学漫长的学术发展史上，曾出现众多的医学流派。这些流派因不同的师承而形成了独特的研究旨趣、技艺和方法，各个流派之间的争鸣、渗透与融合，促进了中医学术的传承、发展和临床疗效的提高。齐鲁之域，历史悠久，文化灿烂，贤哲聚集，名医辈出，形成了源远流长的齐鲁医派，在我国中医药发展史上产生过重要影响。以载入《史记·扁鹊仓公列传》的扁鹊（秦越人）、仓公（淳于意）为代表的"齐派医学"，作为一个学术共同体，不但有独特的医学理论和诊疗技术，而且形成了代表共同体的学术著作（扁鹊之脉书）以及完整的传承谱系。可以说，战国时期的齐派医学，已经确立了中医学术流派的基本特征与开放的传承范式。

推拿是中医起源最早的医疗方法之一，推拿学是中医学诊疗体系的重要组成部分，是我国人民长期与疾病作斗争的经验积累。齐鲁推拿是中国推拿医学最具代表性的流派之一，特别是齐鲁小儿推拿流派，在全国推拿界尤其是小儿推拿学术领域中有着重要影响。研究近现代齐鲁小儿推拿流派，对于把握小儿推拿学甚至整个中医推拿学的基本理论体系及其特点,认识小儿推拿学甚至整个中医推拿学的学科构建、历史走向和发展规律,挖掘齐鲁小儿推拿独特的经验与方法,有着十分重要的意义。当代齐鲁小儿推拿诸家,为全国同行公认的三大流派分别为"三字经小儿推拿流派""张汉臣小儿推拿流派"和"孙重三小儿推拿流派"。

2006年开始,山东中医药大学先后承担了国家中医药管理局重点研究专项"中医学术流派研究"和"十一五"国家科技支撑计划项目"当代名老中医学术流派分析整理研究",对全国中医学术流派发展现状和当代名老中医的学术流派问题进行了深入调查和分析。课题组遵循"辨彰学术、考镜源流"的基本要求,对学术流派的概念进行了疏正,研究了判断学术流派形成和存在的标准,探讨了中医学术流派的划分方法,分析了古代中医学术流派的形成原因、学术流派对古代中医学传承和发展的影响,总结了古代中医学术流派繁荣的经验与启示,厘清了中医学术流派研究与中医发展的辩证关系等问题。最终的研究成果,收入《争鸣与创新:中医学术流派研究》一书,由华夏出版社出版。我们还建立了国家中医药管理局中医学术流派重点研究室,对当代中医学术流派特别是地域性流派的评价方法进行了系统构建。我们认为,典型的学术流派必须具备代表性人物、鲜明的学术主张或技术方法、稳定的传承体系三大要素。独特性、群体性、实践性是判断一个学派是否形成和存在的主要标准,而理论创新、独特的方法与技术是一个流派生命力之所在。以流派为纲把握推拿学卓有建树的各家学术特点和传承脉络,能起到执简驭繁的作用。对流派独特的学术思想、临床经验进行总结和理论升华,必将给当代中医临床工作者带来更多的启迪，并可以形成师承的链带效应。

　　本书作者李静，是我的博士研究生。她自1994年考入山东中医药大学，开始接触小儿推拿，毕业后一直致力于小儿推拿学的医疗与教学、科研工作，2009年开始攻读博士学位时，已经有了10余年的小儿推拿临床与教学经验。然而，曾几何时，中医药高等院校在教育模式日渐走向规范和统一的过程中，学术流派逐渐淡出人们的视野，在统一的教科书中流派的痕迹日渐模糊，造就人才的个性化特征与临床疗效不彰却是不争的事实。学术流派研究不仅是中医继承工作的需要，更是创新工作的需要。既然认识到这一点，我们就不能一边高谈博采众长，一边放任中医特色淡化、优势弱化，流派传承出现严重的断层和脱节。因为这个机缘，即为李静选择"当代齐鲁小儿推拿学术流派研究"作为博士论文研究方向，期望其对山东小儿推拿流派及其传承状况进行系统调研，特别是针对齐鲁小儿推拿代表性的三大流派，访问名家，拜师学艺，征文考献，挖掘整理。3年多时间里，她运用中医文献学的方法，梳理当代齐鲁小儿推拿三大流派的相关文献；通过实地考察，分析与记录齐鲁各家对不同小儿推拿流派的理论认识与各派独特手法，访问并记录三大流派的传承与发展现状；还利用数理统计方法，分析三大流派的临床用穴规律。形成的博士论文，可以说是对齐鲁小儿推拿流派第一次全面且详尽的调查、整理与解读。

　　李静的研究初步理清了当代齐鲁小儿推拿三大流派（三字经小儿推拿流派、张汉臣小儿推拿流派和孙重三小儿推拿流派）的学术渊源和发展脉络，勾勒出了当代齐鲁小儿推拿三大学术流派的基本面貌，总结了各自的流派特征（学术渊源、诊法特点、治法特点、手法和取穴特点、临床应用特点）与传承态势（传承谱系、文献存佚、学术影响），总结了三大流派的学术思想，分析了流派形成的影响因素。同时，针对齐鲁小儿推拿流派的未来发展方向，提出了相应的对策和建议。这份工作，为全国小儿推拿学术流派的研究进行了理论和方法学探索，积累了大量的资料和素材，提供了研究范例。

今值本书付梓，谨书所知，以为序言。

王振国

壬寅年仲春于山东中医药大学

前言

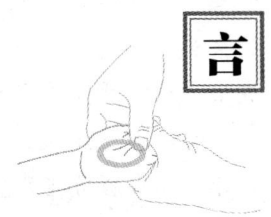

　　本书是在我的博士论文基础上增补而成的,距博士论文形成已有10年,一直等到今日,诸多事项尘埃落定之后,决定出版。本书分为2篇。上篇为齐鲁推拿史,下篇为当代齐鲁小儿推拿学术流派研究。

　　上篇成文过程较费心思。齐鲁推拿史,是在中医学发展史和推拿学发展史的基础上,加之齐鲁地域特色逐渐形成的。为了让读者更好地了解齐鲁推拿形成发展的过程,本书以人物为主线进行阐述,并结合推拿学发展史。最初,推拿是作为一种治疗疾病的措施,融合在其他措施之中共同发挥防治疾病的作用,其发展过程与其他疗法相似,皆为由广泛使用到专一使用,慢慢形成专科疗法。本书将中医学发展过程中,产生于齐鲁大地并被载入史册,且行医过程中使用过推拿手法治病的医家,按照时间轴线进行梳理归纳,以推拿疗法为主线,在梳理的过程中,慢慢地呈现齐鲁推拿的特色。下篇的齐鲁小儿推拿流派是齐鲁推拿的重要组成部分,有了齐鲁推拿史,就能更好地理解为何齐鲁大地会产生众多小儿推拿流派,并占据了全国小儿推拿流派的半壁江山。

下篇是我的博士论文原版。10年来，很多人引用过我博士论文中的内容，我的论文是当时向外对齐鲁小儿推拿流派第一次全面且详尽的解读，里面的很多资料都是我费力找寻的，尽管距今已10年之久，流派传承也已有新的发展，但为了展示论文当时的状态，没有对其实质性内容进行改动，亦保持论文成文之初的研究内容与结果。

我的博士论文，历时3年，形成过程颇多艰难，本书成书在即，往事历历在目。本书所载照片，均为10多年前所拍摄，其中有很多珍贵的照片，如齐鲁小儿推拿三大流派之一张汉臣小儿推拿流派的创始人张汉臣先生本人的照片。张汉臣先生生前的档案照片，皆是我去先生生前的工作单位青岛医学院附属医院（现青岛大学医学院附属医院）档案馆里拍摄，当时我带着导师的介绍信，盖着我单位的公章，才得以拍摄。后来，其子张荣莶先生说他家里曾经遭受过一场大火，父亲的照片一张都没有留下来，请求我将他父亲的有关照片给他留一份。于是我复制了2份，一份留给了张荣莶先生，一份留给了张汉臣的弟子田常英先生。还有张汉臣先生生前没有出版的著作的手稿照片，上面有大火烧灼的痕迹，直至今日，才得以公布。

另外，本书中提到的《推拿小儿全书》的部分内容照片也是难得的资料。《推拿小儿全书》目前在我校（山东中医药大学）古籍书库中，是三字经小儿推拿流派的《推拿三字经》的原书。此外，还有齐鲁小儿推拿三大流派第二代传人及其家人的照片，一并呈现给大家。

李 静
2022年3月

目录

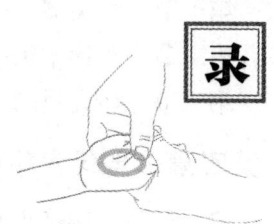

上篇　齐鲁推拿史

第一章　齐鲁推拿史……………………………3
　　第一节　中医推拿学发展史概述………………3
　　第二节　相关概念之"山东"与"齐鲁"………7

第二章　齐鲁历代推拿名医考…………………9
　　第一节　明代以前的推拿名医…………………10
　　第二节　明清至民国时期的推拿名医…………13
　　第三节　中华人民共和国成立以后的推拿名医………18

下篇　当代齐鲁小儿推拿学术流派研究

第三章　概述 ……………………………………… 31
第一节　相关概念 ……………………………………… 31
第二节　当代中医小儿推拿流派的研究现状 ……… 33
第三节　研究目的、内容和方法 …………………… 38

第四章　当代齐鲁小儿推拿三大学术流派研究 …… 41
第一节　三字经小儿推拿流派 ……………………… 41
第二节　张汉臣小儿推拿流派 ……………………… 75
第三节　孙重三小儿推拿流派 ……………………… 109

第五章　当代齐鲁小儿推拿三大学术流派比较 …… 138
第一节　学术渊源 …………………………………… 138
第二节　流派特征 …………………………………… 142
第三节　学术思想 …………………………………… 159
第四节　流派传承 …………………………………… 165

第六章　总结 ……………………………………… 170

附录 ………………………………………………… 181
附录1 ………………………………………………… 181
附录2 ………………………………………………… 191
附录3 ………………………………………………… 206
附录4 ………………………………………………… 210

致谢 ………………………………………………… 213

调研珍贵照片 ……………………………………… 215

上篇

齐鲁推拿史

第一章 齐鲁推拿史

追根溯源，自然要追溯齐鲁小儿推拿的渊源。根据学科分支，齐鲁小儿推拿学的发展必定经历中医学、中医儿科学、推拿学、齐鲁推拿、齐鲁小儿推拿学一系列的发展，在这期间，齐鲁推拿史是很重要的一个部分。

要追溯齐鲁推拿的历史，应从两方面入手，第一是推拿学发展史，第二是齐鲁推拿这一分支的发展史。齐鲁推拿是在推拿学发展史的基础上，加之齐鲁地域特色逐渐形成的，那么，首先需要了解"齐鲁""山东"之相关概念。本章将从这两方面进行阐述。

第一节 中医推拿学发展史概述

中医学有丰富的外治法，推拿是外治法之一。在长期的发展历史中，已形成了一门以中医理论为基础，有系统的、独特的治疗规律的学科——推拿学。

推拿，即按摩，古称"按跷"或"案抚"，一般归之于导引，常与体操、舞蹈、角力、拳术等导引门类结合运用。按摩有自我按摩和他人按摩之别，《一切经音义》云"凡人自摩自捏，伸缩手足，除劳去烦，名为导引"；《孟子》称"为长者折枝"，即为长者按摩。不论是前者还是后者，都是以手法为主，在体表施治的"以人疗人"之法。即通过采用适当手法，刺激人体的特定部位，借以改善机体的生理、病理过程和提高人体自然抗病能力，进而达到预防疾病或促使病体康复的目的。几千年来，这种治病方法历经后世医家的不断弘扬光大，迨至今日已有医疗按摩、保健按摩和运动按摩等分化。

追溯推拿的起源，发现此法最初带有很大程度的本能性质。在远古时期，人们的生存条件艰苦而恶劣，原始人类穴居洞中，茹毛饮血，吃生冷的瓜果，为了生存，必然要上山爬树，入水捕鱼，与猛兽虫蛇搏斗；甚至为了争夺地盘，群体与群体、部落与部落之间发生争斗，在这种环境下，人难免会生病，譬如内有肠胃腹痛，外有瘀伤肿胀疼痛。为了减轻痛苦，人们会本能地用手抚摸或按压患处，因此，有目的地将按摩用于生活实践，这便是推拿治疗的起源，可以说推拿治疗是人类最古老的一种医疗方法，是中医学的一个重要组成部分。因而它的起源当比针灸、药治为早，只是鉴于史前时期尚无文字记载，因此迄今考古发掘出土的文物也未能向人们提供任何可供研究的资料。

文字的出现标志着文明的开始，我国历史上有文字可考的朝代是商朝。据有关甲骨卜辞推算，按摩（推拿）术的历史至少在三千年以上，自殷商以来已逐步成为一种广泛使用的治病方法，在我国早期与疾病斗争的历史上占有一定地位。所憾西周乃至春秋时期，无论在文字记载或考古发掘中，可供探讨其发展轨迹的资料仍极匮乏，难以窥其全貌。但是可以断言的是，后世（指战国以来）按摩术之所以能取得较为显著的发展和进步，当与这一时期日益积累的丰富实践经验密切相关。

战国至秦汉，不仅是中国医药学发展过程中从经验积累上升到理论总结的阶段，同时也是按摩学的奠基时期。这时期出现的《黄帝内经》和《黄帝岐伯按摩十卷》（已佚），为确立按摩作为中医学的一门医疗学科奠定了理论基础。

按摩疗法经秦汉的初步发展，到了魏晋南北朝时期已广泛应用于临床，成为治病和健身的重要措施之一，不论是在按摩手法还是临证治疗方面都得到了发展。晋代《抱朴子·内篇》中记载曾有《按摩经导引经十卷》一书（已佚）。

按摩疗法在隋唐时期发展迅速，产生了质的飞跃。隋代，有专门从事推拿医疗的按摩博士。唐代，设立了按摩专科，有按摩博士、按摩师、按摩工的等级，并开展了有组织的教学活动。隋唐时期，盛行自我推拿（导引）和膏摩，如《诸病源候论》一书每卷末都附有养生方、导引法。推拿疗法在这一时期取得了空前的成就。

导引、按摩术发展到宋代，由于受到封建旧礼教的束缚，致使其从秦汉至隋唐时期所呈现出的上升势头一度受挫。因此从总体上看已远不及唐代兴盛，甚至在官方医疗机构太医局中还取消了按摩科。然而该疗法所具有的经济实惠和简便有效的特点，使其很受民众和医家的信赖，因而在民间仍得以保存并流传下来。到了元代，由于该政权存在时间不长，医政制度基本沿袭宋代旧制，官方医疗机构仍未设置按摩科。因此有关按摩术的记载，还是散在于民间著述中。

宋金元时期，按摩推拿应用范围更为广泛，如宋代名医庞安时运用推拿方法催产。金元四大家之一的张从正在《儒门事亲》一书中有"导引，按摩，凡解表者，皆汗法也"的说法，提出推拿具有解表发汗的作用。宋代《圣济总录》分析了单独手法操作的作用，其中说："可按可摩，时兼而用，通谓之按摩。按之弗摩，摩之弗按，按止以手，摩或兼以药，曰按曰摩。适所用也。……世之论按摩，不知析而治之，乃合导引而解之。夫不知析而治之，固已疏矣，又合以导引，益见其不思也。大抵按摩法，每以开达抑遏为义，开达则壅蔽者以之发散，抑遏则剽悍者有所归宿。"这些内容丰富了推拿理论，使推拿理论的总结发展上升了一个很大的台阶。

明清时期是推拿学发展的兴盛时期，明代太医院重设按摩科，使推拿成为医术十三科之一。推拿在明代有三点成就：一是更名，"推拿"取代"按摩"，成为这个学科的官方称谓，文献上开始用"推拿"名称代表按摩术；二是出现了以推拿命名的专著，且按摩的手法更加多种多样；三是按摩术不仅在成人中使用，而且推广应用到小儿多种疾病的治疗，形成了小儿推拿的独特体系。

清代受明末推拿学重新兴起的影响，以小儿推拿学的研究为契机，伴随着自我按摩法的广泛应用，"正骨八法"在推拿中确立了重要地位，推拿学得到进一步的发展，成就显著，且出现了大量的推拿专著，尤其是小儿推拿学专著。

自清代始，官方医疗机构将按摩科取消，加上民国时期政策的阻碍，推拿学发展缓慢。当时从事医疗推拿者人数大减，这一时期主要成就是全国各地推拿流派的出现，呈现了交互争鸣、并存发展的现象。1840年以后，由于帝国主义入侵华夏，国难当头，社会动荡，卫国保家、练功防身的思想兴起，气功武术在社会上较为流行，推拿疗法自然地与其结合，并形成了"一指禅""气功按摩"等流派。与此同时，在练功与武术的基础上，"内功推拿"流派以及"正骨推拿法""捏筋拍打法""经穴按摩法""子午按摩法"等也逐渐形成,共同为后世多种推拿流派的形成奠定了基础。

自1949年中华人民共和国成立后,祖国医学得到政府的重视,推拿学亦蓬勃发展,在临床、基础理论研究、推拿教育及专著出版方面取得很大的成就[1]。

以上对推拿学科发展历史的简要呈现,以为齐鲁推拿提供一个大的学科背景,用来梳理推拿与齐鲁推拿的关系。

第二节 相关概念之"山东"与"齐鲁"

据考,"山东"一名始于战国时期。秦踞关中,称崤函以东的六国之地为山东,此为广义的山东所指;秦汉时期,大一统格局的出现,山东所指的范围逐渐缩小,后形成狭义的山东,逐渐与今山东疆域大体一致。山东之地多简称为"齐鲁",是西周时期齐与鲁两大封国的所在地,至今影响深远,故山东又被称为"齐鲁之邦"。

秦灭六国,统一中国以后,山东地区设立郡县地方政权,拆城防,筑驰道,以防割据叛乱。汉初实行州、郡、县与诸侯封国制度,汉高祖将大部分地区封给了齐王刘肥。东汉时期,山东为青、兖、徐、豫州之地,一共154县。直至隋唐较前代才有了较大变化。隋改州、郡、县三级制为州、县二级制。唐依山河形势将全国分为10道,山东分属河南道和河北道。北宋山东开始置于中央政权之下,全国分为15路,山东分属京东东路和京东西路。金大定八年复置山东东路与西路统军司,治所益都(今山东省青州市),至此山东成为正式的行政区域划分的名称。元代山东因处在其都城大都周围,故称为"腹里",

直接划归为中央省管辖。明洪武元年（1368年）设山东行中书省，治地益都，后"三司"设置后，改行中书省为承宣布政使司，移驻地济南，济南开始成为全省政治中心。清代山东政区正式定名为山东省，此后沿用不变。

山东地处我国最早的文明摇篮——黄河流域的下游。南与江苏、安徽接壤，西与河南、河北相接，北与辽东半岛隔渤海相望，东则与朝鲜、日本隔渤海遥遥相对。地形中部山地突起，为鲁中山区；东部丘陵起伏和缓；西部、北部地势低洼平坦，为鲁西北平原区，是华北大平原的一部分；泰山雄踞山东省中部。优越的地理位置，极有利于社会经济与思想文化发展交流。上溯至远古时期，山东是东夷族的聚居之地，东夷族的史前文化在此产生发展，是中华民族古代文化的源泉之一，东夷族以鸟为图腾，如微山县出土的汉代画像石神医扁鹊的人首鸟身的形象便是对鸟崇拜的体现[2]。

齐鲁推拿是中医学的一个分支，自古以来，受中医学整体观念的影响，古代医家基本都是全科医，以下通过梳理齐鲁境内的历代名医，以为齐鲁推拿史提供相关线索。

第二章　齐鲁历代推拿名医考

通过对推拿学发展史的梳理可以明瞭，早期推拿作为一种治疗疾病的措施，融合在其他措施之中共同发挥防治疾病的作用，其发展过程与药物、针灸等其他疗法相似，皆为由广泛使用到专一使用，慢慢地形成专科疗法。

"齐鲁"之称，典籍历见，代代传称。"齐鲁"和"山东"是历史上形成的地理名词，在今天看来，二者大致均在太行山以东，"齐鲁"已经成为"山东"的代称。齐鲁大地是中华民族医学的重要发祥地，齐派医学就诞生在这片古老文明的土地上，深厚的"齐文化"底蕴是齐派医学形成的基础，独特的文化背景赋予齐派医学深刻的文化内涵，亦给予齐鲁推拿流派崭新的生命力与创造力。

从齐鲁泛指山东的意蕴出发，在总结山东地域的传统医学流派的过程中形成了"齐鲁医派"或"齐鲁医家"的学术概念。凡是古今在山东境内出生且学医，或虽然不是在山东境内出生但在山东境内较长时间行医且具有较大影响的医家均可称为齐鲁医家[3]。

对历代名医采取以人物为主线的方式进行阐述，将中医学发展过程中，产生于齐鲁大地并被载入史册，且行医过程中使用过推拿手法进行治病的齐鲁医家,按照时间轴线进行梳理归纳,且以使用推拿疗法为主线,分为明代以前、明清至民国和中华人民共和国成立以后3个时段。在梳理的过程中,从中挖掘齐鲁推拿的特色。

第一节 明代以前的推拿名医

一、扁鹊秦越人

扁鹊是我国历史上第一个有正式传记的医家,扁鹊姓秦,名越人,"勃海郡郑人也",据考证,认定其原籍在山东省长清县(今山东省济南市长清区)境内。生于战国时期(约公元前407年—前310年),受长桑君传授医术。扁鹊周游列国,随俗为变,广泛吸收和总结医学经验,为我国医学的发展做出了重要贡献[4]。

扁鹊在实践中,补充和发挥了《黄帝内经》按摩学的内容,在施按时往往与针灸、药物等综合使用。《史记》载:"扁鹊治虢太子暴疾尸厥之病,使子明炊汤,子仪脉神,子术按摩。"其中记载了用以急救的推拿手法。扁鹊广收弟子,弟子各有专长。其中,子游长于按摩,子越长于接骨推拿。据山东省历城县(今山东省济南市历城区)《续修历城县志》载"扁鹊墓在鹊山西山下",今山东济南北郊的扁鹊祠便为纪念扁鹊而建[5]。

扁鹊是古代全科医的典范,他在行医过程中不但将推拿作为治病措施,且将此法用于急症,开创了推拿疗法用于临床急症之先河。

二、淳于意

淳于意,西汉初齐临淄(今山东省淄博市临淄区)人,曾任齐太仓长，管理粮仓，故史称仓公、太仓公。《史记·扁鹊仓公列传第四十五》："太仓公者，齐太仓长，临菑人也，姓淳于氏，名意。"仓公曾跟随公孙光学医，后师从公乘阳庆，"受其脉书上下经、五色诊、奇咳术、揆度阴阳外变、药论、石神、接阴阳禁书"，继承发展了黄帝、扁鹊医学[6]。其中，揆度即为按人体骨度分寸点穴定位的一门学问。《史记·扁鹊仓公列传第四十五》载："菑川王病，召臣意诊脉。曰：'蹶上为重，头痛身热，使人烦懑。'臣意即以寒水拊其头，刺足阳明脉，左右各三所，病旋已。病得之沐发未干而卧。诊如前，所以蹶，头热至肩。"拊，为按摩手法中的抚摩。《素问·风论》云："新沐中风，则为首风。""首风之状，头面多汗恶风，当先风一日则病甚，头痛不可以出内，至其风日则病少愈。"此为淳于意寒水拊治菑川王头风的一则推拿医案，其中的治疗方法包括按摩与针刺。淳于意像秦越人一样，广泛传授医术，培养高期、王禹、冯信、杜信、唐安等人。他因材施教，"菑川王时遣太仓马长冯信正方，臣意教以案法逆顺，论药法"。"案"通"按"，即号脉、点穴的方法，他将方剂配伍及号脉点穴法教予冯信[7]。

在淳于意治疗菑川王头风的推拿医案中，采用的手法是拊法，这个手法是我国历史上自有文字以来记载的第一个手法，然而此手法已经失传，我们只知道拊法的名称，其手法的动作要领、操作形态及临床应用都无从得知。仓公不仅运用推拿手法治疗头风，且有理论依据，即"揆度阴阳外变"，较之前的推拿学科的发展丰满了许多。此医案还说明，仓公在使用拊法时结合了寒水，手法加介质，便是膏摩的形式，由此可推测，早期的推拿疗法大多是以手法结合介质的形式应用。

三、王叔和

王叔和，名熙，晋代著名医家，山阳高平（今山东省邹城市西南）人。曾任三国魏太医令，中国古代著名的医学家和脉学大师。王叔和汇集了自《黄帝内经》以来直至东汉名医华佗有关脉学的经典论述及重要方法，综合编撰为《脉经》十卷。《脉经》是中国现存最早的一部脉学专著，为后世脉学的发展起到奠基作用[8]。在《脉经》中亦载有膏摩的内容，如卷二"平三关病候并治宜第三"："寸口脉浮，中风，发热，头痛。宜服桂枝汤、葛根汤，针风池、风府，向火灸身，摩治风膏，覆令汗出。寸口脉紧，苦头痛，骨肉疼，是伤寒。宜服麻黄汤发汗，针眉冲、颞颥，摩治伤寒膏。寸口脉微，苦寒，为衄。宜服五味子汤，摩茱萸膏，令汗出。寸口脉缓，皮肤不仁，风寒在肌肉。宜服防风汤，以药薄熨之，摩以风膏，灸诸治风穴。"为膏摩的发展充填了内容。

王叔和临证时多用膏摩疗法，其手法以摩法为主，其介质也就是膏剂，较之前大为发展，可依据不同病症使用不同膏剂。《脉经》中所载"风膏""伤寒膏""茱萸膏"分别用于桂枝汤、葛根汤证，麻黄汤证，五味子汤证，服药同时用膏摩法。

四、钱乙

钱乙，字仲阳。北宋著名医家，医术精湛，尤擅儿科。祖居钱塘，后曾祖钱斌北迁至郓，始为郓（今山东东平县）人[9]。故钱乙也是齐鲁大地的医家。

其代表著作《小儿药证直诀》是我国乃至全世界较早而实用的儿科专著。《四库全书总目》称此书为"幼科之鼻祖，后人得其绪论，往往有回生之功"[10]。

梳理发现，钱乙《小儿药证直诀》卷下载涂囟法：麝香一字匕；蝎尾去毒，为末，半钱，一作半匙；薄荷叶半字匕；蜈蚣末、牛黄末、青黛末各一字匕。上同研，用熟枣肉剂为膏，新绵上涂匀，贴囟上，四方可出一指许，火上炙手，频熨，百日内外小儿可用此。以及治囟开不合，鼻塞不通方：天南星大者，微炮去皮，为细末，淡醋调，涂绯帛上，贴囟上，火炙手频熨之。丰富了膏摩的内容。

　　钱乙的《小儿药证直诀》所载"涂囟法"，且用此法治鼻塞不通，仍然属于膏摩法。其手法用的是熨法，膏剂较前更为细致，且膏剂的制作工艺也描述得很详尽。此法的出现对推拿学的贡献表现在，除了丰富了膏剂的内容，更重要的是将膏摩用于儿科病症，为后世产生于齐鲁大地的小儿推拿流派的出现奠定了基础。

　　综上，明代以前，扁鹊、淳于意、王叔和、钱乙等我国中医学史上载入史册的名医，皆产生于齐鲁大地，且行医过程中均使用过推拿手法进行防治疾病。此时期的医家，因皆是全科医，其运用推拿疗法治病的范围也大多是全科病范围，如有头痛头风、伤寒等内科病，且运用了膏摩疗法；也用于儿科病症；甚至用于临床急症。此时期推拿疗法与药物、针灸等其他疗法相似，均处于广泛使用阶段，符合中医学诸治疗措施发展的基本规律。

第二节　明清至民国时期的推拿名医

　　明清时期，是秦汉以后我国中医学理论发展的又一个黄金时期。明代太医院设置十三科，此时期的医家，大多已经由全科医向专科医发展，故其使用的治疗措施也由广泛使用发展到专一使用。明清以后,专科医生与专一疗法更为普遍,成为我国中医学史发展的特点。通过梳理此时期出现在齐鲁大地在防治疾病过程中以按摩推拿导引疗法为主的医家,以呈现齐鲁大地推拿疗法的发展状态。

一、王祖源

王祖源,原名伯濂,字莲塘,山东福山人。清道光二年(1822年)生于一个士宦家庭。山西巡抚王兆琛之子。祖源一直随父任,道光二十九年(1848年)拔贡,任兵部主事。同治十一年(1871年)改官知府,选授四川龙安知府。光绪五年(1879年)调任成都知府,后官至四川按察司使,光绪十二年(1886年)以觐见卒于京师[11]。

《内功图说》被收入《天壤阁丛书》及《丛书集成》。王祖源于光绪七年(1881年)作《内功图说·叙》云:"又偕往河南诣嵩山少林寺。住三越月,尽得其《内功图》及《枪棒谱》以归。嗣及服官,时方多事,中外行役,戎马驰逐,忽忽至今,垂四十年……去年同年吴县潘尚书,以其家蔚如中丞所刻《卫生要术》一册寄余,摹刻甚精审,视之即余少时之所业《内功图》也。回首前游,如梦如昨。六十老夫,忍俊不禁,爰重摹一帙,以示后学……并复其本书原名,曰《内功图说》。"[12]

王祖源及其著作,将内功与医学联系在一起,可以说是为后来产生于齐鲁大地的内功推拿流派奠定了基础。

二、李振基

李振基(1834—1909年),字树嘉,清末山东济宁人。

李振基是位有名的武师,出生于武术世家,9岁随父习武,精通祖传查拳。李振基曾跟随清代的参赞大臣僧格林沁到天津大沽抗击英法联军,并被册封为粮草先行官。1863年,僧格林沁带兵镇压捻军,李振基目睹百姓惨遭劫难,对清政府不满。1865 年,僧格林沁奉命从开封出兵到茌平攻打捻军,李振基得知消息后,便派人给捻军送信,捻军得到情报后在途中曹州埋下伏兵,消灭了清军大批人马,斩杀了僧格林沁。李振基从此脱离清军返回故里。李振基无子,查拳功夫传于侄子李恩聚,并大开武馆,广收回、汉徒弟。

武师在练武和教徒的过程中,不可避免地会由吐纳不慎、动作错误、用力不当等情况造成各种损伤。很多武师在习武实践中摸索出一些治病疗伤的技艺,李振基就是其中一位佼佼者。他不仅武艺高超,还精于运用手法为他人疗伤,逐渐形成了一套治病疗伤的少林内功推拿治疗术,被尊为内功推拿的创始人。李振基将内功推拿技艺传给同乡马万起[13]。

三、马万起

马万起(1884—1941 年),回族,山东济宁人。

马万起身材魁梧,性格爽朗,武术界人称"金刚腿"。1915 年,马万起从山东济宁迁居上海,最初在上海跑马场驯马谋生,随后以教拳兼行医为业,再后专注内功推拿行医并授徒。马万起在 20 世纪二三十年代以拳术和推拿医术享誉沪上。

与其他推拿流派不同,内功推拿治疗疾病以指导患者锻炼少林内功为主,故当时医患之间以师徒相待,患者称医生为"老师",医生视患者为"门生",但"老师"只是给一般的"门生"教适合治疗他自身疾病的功法,而并不把内功推拿系统地传授给"门生"。马万起在上海 20 余年,尽管手下门生众多,但真正能传其衣钵者,仅有马万龙、李锡九二人[13]。

李振基与马万起师徒二人将武术、练功与手法疗伤结合在一起,是内功推拿流派的创始人和奠基者。

四、张锡纯

张锡纯（1860—1933年），字寿甫，原籍山东诸城，清末民初河北省盐山县人，学贯中西，著有经典代表作《医学衷中参西录》，在中西医汇通的理论和临床实践方面做出了卓越的贡献[14]。书中记载"点天突法"和"捏结喉法"，用以化痰排痰。具体论述："点天突穴以治痰厥，善针灸者，大抵知之。而愚临证体验，尤曲尽点法之妙。穴在结喉（项间高骨）下宛宛中。点时屈手大指（指甲长须剪之）以指甲贴喉，指端着穴，直向下用力（勿斜向里），其气即通。指端当一起一点，令痰活动，兼频频挠动其指端，令喉痒作嗽，其痰即出。""捏结喉法，得之沧州友人张献廷，其令人喉痒作嗽之力尤速。欲习其法者，可先自捏其结喉，如何捏法即可作嗽，则得其法矣。然当气塞不通时，以手点其天突穴，其气即通。捏结喉，必痒嗽吐痰后，其气乃通。故二法宜相辅并用也。"

张锡纯是中西医汇通学派的代表人物之一，行医中也用推拿手法治病，上面的记载是用了2种推拿法，"点天突法"和"捏结喉法"，临床用以化痰排痰，他对具体操作方法也进行了详尽的描述，于现今临床仍有极高的指导价值。

五、李藏山

李藏山，1880年出生，原籍山东省即墨市刘家庄镇。祖上世习佛家达摩气功，深得气功点穴按摩养生、治疾之真髓，其所宗之达摩功法流传约近千年，经李家世代磨砺，达摩气功日臻完善。该气功的功法很多，其中主要有3种：鹤发童颜功、老年还童功和延年益寿功。除此之外，还有气功点穴按摩养身保健法。李藏山为这一祖传医疗气功第十代传人，一生致力于气功点穴按摩疗法，积累了丰富的临床经验和医学理论，尤其在治疗瘫痪、小儿麻痹和先天发育不全上最见奇效[15]，著有《达摩长寿秘功——自我气功点穴按摩法》传于后世。

李藏山将气功、点穴、按摩结合在一起，用于养生保健，为后世的保健按摩流派奠定了基础。

六、谷岱峰

谷岱峰（1884—1970年），字振东，山东省淄博市淄川区查王乡将军头村人。辛亥革命时化名加入同盟会。1918年被选为山东省第二届省议会议员。1929年后，历任潍县税务局局长、博山硝磺分局局长、山东省直接税务局督导等职。中华人民共和国成立后，开始编写体育、医疗方面的书籍，出版《保健按摩》《农村常见病例》《饮食疗法》等。其《保健按摩》一书曾9次印刷，印数达100多万册，不仅销往全国各地，且译成外文发行国外。1962年应聘到山东文史馆工作。1970年病逝[16]。

谷岱峰强调，保健强身首先要有革命的乐观主义精神，这样才能做到"心身俱键、内外俱壮"；其次饮食要定时定量，细嚼细咽，适当注意营养，饭后一小时内和过饥时不宜练功；爱好劳动，尽量"以步当车"；练功期间注意节制性生活，以免过度消耗体力；做功次数，因人因地制宜；按摩不可草率从事，应按动作说明认真操作[17]。

谷岱峰是保健按摩学派的代表人物，保健按摩又称自我按摩，是推拿按摩分类之一。从某种意义上说，由于推拿疗法最初带有较大程度的本能性质，因而其起源最早，故自我按摩在史前文明就已经出现，从殷商时期的"常以两手拭面，令人面有光泽，斑皱不生"，东汉华佗的医疗体操"五禽戏"，到魏晋隋唐时期的"两手相摩，拭目，令人目明"。可以看出，推拿疗法从最初的自我按摩的保健行为，到后来的医疗行为，是其发展中的重要过程。

综上,我们可以看到,明清至民国,张锡纯、李振基、马万起、李藏山等我国中医学史上尤其推拿学史上载入史册的名医,也产生于齐鲁大地,且行医过程中均使用过推拿手法或者以推拿疗法为主进行防治疾病。此时期的医家,如张锡纯运用推拿手法以化痰排痰,用于内科病;李振基是专科使用推拿疗法的代表,是我国内功推拿流派的创始人,运用内功推拿治疗伤科病和内科病等;李藏山、谷岱峰是保健按摩流派的代表人物。

此时期推拿疗法与药物、针灸等其他疗法相似,大都处于专一使用阶段,符合中医学诸治疗措施发展的基本规律。此时期齐鲁推拿的特点是逐渐形成了具有特色疗法的流派。

第三节　中华人民共和国成立以后的推拿名医

这一时期,因延续民国时期的历史背景,推拿学的传承发展仍然呈现地域性特点,形成了众多推拿流派。齐鲁推拿也遵循此规律,且彰显了鲜明的特点,本节选取了有代表性的齐鲁推拿医家进行梳理,进一步挖掘齐鲁推拿的发展脉络。

一、刘绍南

刘绍南(1903—1978年),字勋厚,山东芝罘奇山所人。生于贫寒人家,幼失父,少聪慧,善交,喜武。1923年随人经商,客居辽阳,结识少林退居僧人宫春耆,宫氏善武术伤科推拿,将一指禅手法授于刘,历二载。刘深得宫氏妙旨,归里辄用其术为人扶伤疗疾。凡碰磕闪挫,错脱折移,手法所著,无不立效,遂使一指禅伤科推拿振兴于胶东医林,名传遐迩。1953年他正式开业行医,1958年受邀请入烟台市联合医院工作,开设了推拿专科门诊，并从临床实践中总结经验，创立"伤科十七法"。其中，悬臂抬举法、对肩法、旋后屈肘法、缩颈牵臂法适用于肩关节粘连或肩关节、肩周软组织损伤等疾患；足抵上臂法适用于肩关节脱位或错移；屈肘牵拔法适用于肘关节脱位及肘关节粘连；缠肘法适用于小儿桡骨头半脱位，或用于成人肘关节疾患；双手扣腕法适用于腕部骨位错移及腕部软组织损伤；拔指法适用于掌指关节及指关节错移；屈髋牵伸法适用于髋关节及周围软组织损伤；叠膝法适用于膝关节周围韧带等软组织损伤；扳踝法适用于踝关节及周围软组织损伤；扳颈法、拔颈法适用于颈部挫伤、颈椎小关节紊乱或嵌顿等症；屈膝双提踩伸腰法、抬腿屈腰法适用于腰部、腰骶、臀部等损伤；三人牵腰理脊以正复脱损。一指禅伤科推拿整骨法适用于错扭移脱的受伤关节及关节周围累及的软组织损伤疾患，该法在推、按、拿、点、捏5种母法的基础上结合临床实际，主要以搬、拾、牵、拨等机巧之力，会其标节，理正错骨，散其瘀血，舒其筋肌，从而达到治疗的目的[18]。

刘绍南发展壮大了伤科推拿。

二、周传兴

周传兴，1922年生于山东省单县，曾任济南市中医医院推拿科副主任医师。周传兴擅长中医推拿，对治疗颈椎病、肩周炎、落枕、坐骨神经痛及儿科常见病有较丰富的经验。在全国、省、市级刊物上发表《推拿治疗肩周炎56例疗效观察》等论文20篇。1982年参加了《齐鲁推拿医术》科技电影的拍摄。另外，他还参与了《齐鲁推拿医术》一书的编写[19]。

三、于敬轩

于敬轩，1923年生于山东省乳山县，1945年师从名医学习，

1947年冬结业。曾任山东省生建八三厂医院中医科副主任医师。于敬轩专长中医内科、妇科及中医学之按跷、吐纳导引、运气疗法（现概称气功）等。运气疗法经其潜心研究，临床实践，不断创新，发展至10种，极大地丰富了中医临床内容。其中数病串治疗法、气场效应疗法，对某些疑难重症临床效果堪称满意。他发表多篇论文，其中《数病串治临床介绍》一文，获全国体育总会山东省淄博市气功医疗体育分会优秀论文一等奖。

他认为所谓"外气"，实即"内气"（真气）外放。医师在临床中通过意念将此气部分发放于体外以治疗某些疾病，或影响某些动植物的生长，或产生某些变异，即称"外气"及"外气"效应。有关"外气"治病的机理：平素"内气"（真气）运行于体内，机体本身毫无感知，但一经发放进入病人之体，病人就产生明显的冷、热、麻、胀等感觉，这主要是"外气"进入病体后，激发和强化病人经络中的真气而起到调阴阳、和气血的作用，使紊乱的功能迅速协调而达到最佳有序化的状态。而不是"外气"进入体内后再转化为病人的"内气"以达到治病的目的[20]。

四、贾立惠

贾立惠，1922年生于山东省崂山县（今青岛市崂山区）。幼年时，曾向崂山国术教师高凤翔学习武术及点穴术。曾于崂山县人民医院应诊，并培训医务人员，开设点穴门诊和病房。1988年崂山县点穴康复医院成立后，主持开展点穴疗法的医疗和科研工作。贾立惠与其侄贾兆祥撰有多篇学术论文，二人合著的《点穴疗法》一书在国内外发行，另拍摄《崂山点穴》《点穴治难疾》等点穴经验录像宣传片[21]。

贾氏点穴结合了道教武功点穴术与中医经络穴位理论，将武术中使人致伤、致命的超强度点击，变成可以治病疗伤的安全强度的点击。贾立惠在几十年的临床实践中，积累了丰富的经验，摸索并总结了特定刺激线16条及诸多经验穴位。并根据病证特点辨证施治，在患者体表相应的穴位或特定刺激线上，用手进行点、按、掐、拍、叩等不同手法刺激，既能疏通经络、行气活血，又可平衡阴阳、扶正祛邪，促使已经发生障碍的身体部位恢复功能，从而有效治疗疾病[22]。

贾立惠手法多种多样，基本手法有点法、按压法、掐法、拍打法、叩打法，辅助手法包括扣压法、捏挣法、抓拿法、捶打法、矫形法。手法特点为运用灵活，操作敏捷，刚柔相济，轻巧有力，深透性强，感应性大，治疗时间短，奏效较快。临床应用于各种瘫痪症、颈肩腰腿疼痛综合征及其他外感、内伤类病症，疗效显著。同时还强调医生及病人都需练功，以增强气力、保持身体强健[23]。贾立惠对点穴疗法进行了系统的总结，其学术特点主要为：率迅力强，气速感大；立足整体，注重局部；分清"筋、骨"，以动为主；守神守气，意到气到；"气""力"结合，功到自然成；治病先治人，治人先治"神"；不动则动，以动求动；勇于实践，善于实践；取长补短，充实发展[21]。

贾兆祥在小学和中学读书时，即随叔父贾立惠学习点穴、武功和中医治病基础知识。1967年于青岛师范学校毕业，上级有关部门根据其有点穴专长，分配到崂山县人民医院，协助从事点穴工作。通过师传身授，兆祥全面地掌握了贾立惠点穴经验，并利用业余时间，自学医学著作，成为具有系统专业知识的骨伤科主治医师，曾任青岛崂山点穴康复医院副院长[21]。

贾立应为立惠之弟，早期即随兄长从事点穴研究，曾在崂山县医院城阳分院点穴科工作[21]。

贾家一门，便是当今推拿流派中的齐鲁点穴推拿流派。

五、孙承南

孙承南（1925—1991年），山东福山人。祖居烟台，三代世医，幼承家学。1948年拜针灸名医王岐山为师，并深得其传。1957年毕业于山东省第一届中医研究班。曾于山东中医学院附院针灸科、推拿科任讲师、医师、主任、顾问等职。

他在用中药、推拿、针灸治疗成人杂病方面有丰富的经验，特别是在治疗风湿病、关节炎、腰腿痛等病变方面很有造诣。尊奉王清任"瘀血"学说，自拟祛增生片治疗骨质增生病。在推拿方面，除继承家传手法外，还根据各种不同疾病的需要有所创新，如抖拉法、膊运法、肘运法等。先后发表《常用推拿手法介绍》《推拿治疗腰椎间盘突出症203例总结》等30余篇论文，出版专著《齐鲁推拿》[24]，该书1988年参加了法兰克福世界图书展览。1983年中国中医研究院为他录制了《介绍几种推拿手法》的录像带[25]。

六、栾长业

栾长业，曾任山东省推拿学会副主任委员、烟台市推拿分科学会主任委员、威海疗养院中医科推拿主治医师，为栾氏推拿创始人。早年求学于汤岗子理疗医院全国推拿师资班，后又跟随推拿名医郑国范、古贺老先生学习，随后又深造于上海中医学院附属推拿学校，虚心向几个不同学派的推拿名医学习手法，如丁季峰的一指禅，马万龙、李锡九的内科推拿，石笑仙的伤科整骨推拿，李德修流派的小儿推拿及冯氏旋转复位法。栾长业从事推拿研究和临床治疗30余年，在长期临床实践中吸收各家精华并加以改进、提高、整理，形成了自己的特点。其手法特点：一是协调兼顾，以循经取穴和注重中医整体观念、标本兼治为原则；二是动静结合，其应用有行百骸注五脏之功，得以营卫机体；三是手法多样，适应证广，栾氏在手法上的特点是以指、掌、臂、肘等部位接触着力，以多种手法灵活巧妙配合应用于各个治疗部位。栾氏推拿经长期临床验证，其适应范围逐渐扩大发展到外、伤、妇、儿、五官、小儿科[26]。著有《按摩疗法》《推拿挂图》《小儿推拿图解》《小儿推拿疗法》等。

七、毕永升

毕永升（1937—2011年），男，山东省桓台县人，曾担任山东中医药大学推拿教研室、推拿练功教研室主任及山东中医药大学附属医院推拿科主任。师从孙重三，后又求教从学于张汉臣、李德修、刘开运等小儿推拿名老中医。他编写、主审全国教材《推拿学·小儿推拿》《推拿学》等多部著作，发表多篇论文，编导拍摄《小儿推拿》等6部推拿彩色录像教学片，开创了小儿推拿视频教学的先河。毕教授小儿推拿学术思想及诊疗经验总结为以下几个方面。①强调临证手法精准，刚柔相济：毕教授认为推拿的次数、强度、介质使用和操作特点为影响疗效的重要因素。②首倡振法，意气相依：他重视"气调"，在国内首倡振法，该手法有补益精气、养血安神、平衡阴阳、激发和协调脏腑之功。③取法易理，厘定补泻：顺时针旋转则阳生，为补法，逆时针旋转则阴杀，为泻法；并总结了五脏经穴的定位和补泻操作。④补充手法，推陈出新：他结合临床实践，补充了所在流派在躯干部位的穴位和手法，提高了对脏腑疾病的治疗效果。⑤重视望诊，善用气诊：毕教授重视望面部气色和舌诊，并且善于运用外气诊断。⑥审查病机，治法所宗：

毕教授强调推拿治疗要抓住病机,治病求本。⑦调气为用,以平为期:毕教授认为推拿能够治神调气、和脏腑、通经络、理筋整复,而小儿推拿贵在调气。⑧治神妙法,直达本原:他认为形、气、神三者紧密相连,相互依存,治神是中医预防保健、养生治病的最高境界。⑨顾护脾胃,健脾和中:此为毕教授治疗小儿疾病的基本原则,毕教授认为,五脏病症,不论正邪之虚实盛衰,治疗时都要兼顾后天之本,重视推脾经[27]。另外,在气功方面,他主张气功与推拿相结合,提高推拿手法"力"与"气"调整机体的作用,要求气功与推拿熟练掌握,全面发展[28]。

综上,中华人民共和国成立以后,齐鲁大地推拿名医辈出。如刘绍南发展壮大了伤科推拿;于敬轩壮大了气功推拿;贾立惠等贾家一门,是当今推拿流派中的齐鲁点穴推拿流派;孙承南、毕永升是齐鲁推拿流派的代表人物。如此,齐鲁推拿的内容包括医疗、保健、气功等诸多模块,其诊疗范围涵盖了内科、伤科、妇科、儿科等多个临床学科,其应用不可谓不广,影响不可谓不深远,他们的推拿学术经验和临床思想各具特色,大大丰富了推拿学的内容。

参考文献

[1] 傅维康.针灸推拿学史[M].上海:上海古籍出版社,1991:4-288.

[2] 刘雪.民国前山东医籍考察研究[D].济南:山东中医药大学,2019.

[3] 张永臣,张兴镇,贾红玲.齐鲁针灸流派概述[C].中国针灸学会.中国针灸学会针灸文献专业委员会2014年

学术研讨会论文集，2014：66-71.

[4] 史兰华，张在同.扁鹊仓公王叔和志［M］.济南：山东人民出版社，2005：9-11.

[5] 吴越.历史上的山东名医［J］.齐鲁周刊，2014（14）：19.

[6] 史兰华，张在同.扁鹊仓公王叔和志［M］.济南：山东人民出版社，2005：185-187.

[7] 徐文兵.徐文兵讲黄帝内经前传［M］.南昌：江西科学技术出版社，2020：358-400.

[8] 史兰华，张在同.扁鹊仓公王叔和志［M］.济南：山东人民出版社，2005：231-232.

[9] 张俊明，高雅，高智铭.钱乙生平事迹考辨［J］.河南中医，1990，10（4）：40-42.

[10] 杜松，卢红蓉，张玉辉，等.钱乙儿科望诊理论探析［J］.中国中医基础医学杂志，2013，19（10）：1126-1128.

[11] 王恒柱.王祖源与《天壤阁丛书》［J］.山东图书馆季刊，1995（1）：50-53.

[12] 赵逵夫.《内功图说》作者考［J］.体育文史，1989（1）：31-32.

[13] 姚斐.内功推拿［M］.北京：中国中医药出版社，2017：1-14.

[14] 初展，陈宝贵.张锡纯中西医汇通思想浅识［J］.光明中医，2015，30（10）：2058-2059.

[15] 张映萍.佛家千古达摩秘功问世——访106岁的达摩秘功传人李藏山［J］.体育博览，1986（6）：7-9.

[16] 刘秋增，孙其海.山东省志·人物志［M］.济南：山东人民出版社，2004：339.

[17] 谷岱峰.保健按摩[M].北京：人民体育出版社，1962：22-23.

[18] 骆竞洪.中华推拿医学志——手法源流[M].重庆：科学技术文献出版社，1987：262-269.

[19] 张青林，张奇文.山东名医论著选录（第二集）[M].济南：山东大学出版社，1990：591.

[20] 张青林，张奇文.山东名医论著选录（第三集）[M].济南：山东大学出版社，1990：45.

[21] 单文钵.贾立惠和崂山贾氏伤科[J].山东中医杂志，1991，10（3）：54-55.

[22] 贾松安，刘军吉.贾氏点穴疗法治疗小儿脑性瘫痪和坐骨神经损伤验案[J].中国民间疗法，2019，27（19）：97-99.

[23] 贾立惠，贾兆祥.点穴疗法[M].济南：山东科学技术出版社，1984：1-11.

[24] 于福华，欧阳兵.山东中医药大学志（1958—2010）[M].济南：济南出版社，2016：1161-1162.

[25] 张青林，张奇文.山东名医论著选录（第一集）[M].济南：山东大学出版社，1988：176.

[26] 梁永汉，林敏.浅谈栾长业推拿学派及其影响[J].按摩与导引，1986（4）：51-52.

[27] 张建国，李文坤，王琳，等.毕永升小儿推拿学术思想探讨[J].山东中医杂志，2019，38（11）：1018-1022.

[28] 方力.推拿、气功专家——毕永升[J].山东中医杂志，1990，9（4）：42.

下篇

当代齐鲁小儿推拿学术流派研究

当代齐鲁小儿推拿学术流派研究

推拿，按照其治疗的对象，可分为成人推拿和小儿推拿，二者既相互联系，又各有特点。小儿推拿起源于远古，初创于金元，形成发展于明清。作为中华民族医学瑰宝，小儿推拿为华夏子孙的健康做出了巨大的贡献。

早在20世纪80年代，就有人做过当代齐鲁小儿推拿学术流派的研究工作，为小儿推拿的流派发展奠定了基础，但是由于时代所限，这些工作没有延续下来。据资料显示，最早研究山东小儿推拿学术流派的文章，有的提出"山东小儿推拿流派"，有的提出"齐鲁小儿推拿流派"，都认为主要以山东中医学院附属医院孙重三、青岛市中医医院李德修和青岛医学院附属医院张汉臣三位已故老中医为代表的不同推拿取穴三大流派[1]。殷氏首次提出"山东小儿推拿之三大流派"的说法，分别称为"孙重三流派""李德修流派"（或"三字经流派"）和"张汉臣流派"。此后，其他地方也有人对各地区的流派进行研究。如北京地区的小儿捏脊流派，上海地区的海派儿科推拿和湖南地区的刘开运儿科推拿流派。笔者在山东从事小儿推拿研究与临床工作，故研究对象确定为当代齐鲁小儿推拿三大流派。

关于流派的命名，仍然依照约定俗成的原则，将当代齐鲁小儿推拿三大流派分别称为"三字经小儿推拿流派""张汉臣小儿推拿流派""孙重三小儿推拿流派"。

三字经小儿推拿流派：该流派源于1877年清代徐谦光所著《推拿三字经》，该书为三字一句歌诀，读起来朗朗上口，徐谦光作此书本是将书中理论通用于成人与小儿，后被李德修专用于小儿，并发展壮大起来，形成了该流派。后世有人称"推拿三字经流派"[2]、"三字经流派推拿"[3]、"三字经派推拿"[4]、"三字经流派小儿推拿"[5]等,都是指该流派。该流派在国内外有较大影响,故本书沿用"三字经"之名,规范其名称为"三字经小儿推拿流派"。

张汉臣小儿推拿流派:该流派以创始人张汉臣的名字命名。张汉臣于1962年被山东省卫生厅认定为山东省名老中医,其推拿手法被誉为"张汉臣推拿法"[6],曾被北京科技电影制片厂收入《齐鲁推拿术》科教片系列中。有文章称为"张氏流派"[7],本书规范其名称为"张汉臣小儿推拿流派"。

孙重三小儿推拿流派:该流派以创始人孙重三的名字命名。有文章称为"孙氏重三流派"[7],本书规范其名称为"孙重三小儿推拿流派"。

当代齐鲁小儿推拿三大流派都有相应的研究与传承文章,大都以临床经验介绍为主,三字经小儿推拿流派研究文章数量相比其他两派多,但各个流派研究内容都比较分散,难以完整地呈现流派的全貌。为总结当代齐鲁中医小儿推拿学术流派的特色,梳理各流派形成与发展的脉络,作者以实地调研与文献研究相结合的方法对其进行梳理,以期较为全面地勾勒出当代齐鲁小儿推拿三大流派的概貌,为推动齐鲁学术流派的研究及提高临床疗效提供典型例证。

第三章 概 述

第一节 相关概念

一、推拿

"推拿"是中医手法医学学科的正式称谓,其传统名称是"按摩"。"按摩"一词首见于《素问·血气形志篇》:"形数惊恐,经络不通,病生于不仁,治之以按摩醪药。""推拿"一词直到明代中后叶才出现。《中国推拿全书》说:"推拿一词最早记载于儿科医家万全的《幼科发挥》一书。"[8]《针灸推拿学辞典》也是这样认为:"推拿:中医治疗方法之一。又称按摩。古称按蹻。最早见于《幼科发挥·慢惊有三因》:'一小儿得真搐,予曰不治。彼家请一推拿法者掐之。'是医生用手或上肢协助病人进行被动运动的一种医疗方法。"[9]《厘正按摩要术》在"叙二"中说"按摩一法,北人常用之……南人专以治小儿,名曰推拿""推拿者即按摩之异名也"[10]。"推拿"一词的出现,是因为"至明隆庆五年(1571年),医学机构又改为十一科,按摩科从此被政府取消而流传于民间"[11],政府虽然取缔了按摩科,但并不能阻止其继续发展,尤其在中国南方迅速发展起来,名称亦改用"推拿"。作为学科的正式称谓,由"按摩"改为"推拿",是推拿发展史上一个重要的里程碑。

新世纪普通高等教育"十一五"国家级规划教材《推拿学》[12]认为,"推拿"一词,始见于明代万全的小儿推拿著作《幼科发挥》。又说"明代钱汝明在《秘传推拿妙诀·序》中说:'推拿一道,古曰按摩,上世治婴赤,以指代针之法也。'"并给出定义:"推拿是中医学的一门外治法,是在中医和现代科学理论指导下,阐述和研究运用手法和功法防治疾病的方法、规律和原理的一门医学学科。"

二、小儿推拿

根据治疗的对象不同,推拿可以分为成人推拿和小儿推拿。"小儿推拿"一词的出现,应该伴随着"推拿"一词出现,且不能早于"推拿"一词。明隆庆五年(1571年)以后,推拿疗法从太医院转入民间,这一时期,在小儿推拿方面有了迅速的发展,出现了大量的小儿推拿专著,形成了小儿推拿的独特体系。许多专著直接以"小儿推拿"冠名,最早以"小儿推拿"一词冠名的书籍是《小儿推拿方脉活婴秘旨全书》,该书成书于明万历三十二年(1604年),作者龚云林[13]。自此,"小儿推拿"一词便大量出现,作为运用手法治疗儿科疾病的正式称谓沿用至今。

《推拿学》:"小儿推拿,又称小儿按摩,它是以中医理论为指导,应用手法与穴位作用于小儿的机体部位,以调整脏腑、经络、气血功能,从而达到防治疾病的目的。"[14]

三、小儿推拿流派

流派是指同一个学科内因不同的师承而形成的以独特的研究旨趣、技艺、方法为基础的不同学术流别[15]。

中医流派则是指中医学同一个学科内因不同的师承而形成的以独特的研究旨趣、技艺、方法为基础的不同学术流别[16]。

以上两个概念是"中医学术流派研究"课题组给出的关于"流派"和"中医流派"的概念。在本书中,关于"小儿推拿流派"的概念,笔者遵从的定义是:小儿推拿流派是指小儿推拿学科内因不同的师承而形成的以独特的研究旨趣、技艺、方法为基础的不同学术流别。

第二节 当代中医小儿推拿流派的研究现状

据文献资料显示,国内发展比较充分且影响较大的小儿推拿流派,主要有山东地区的三字经小儿推拿流派、张汉臣小儿推拿流派和孙重三小儿推拿流派,北京地区的小儿捏脊流派,上海地区的海派儿科推拿流派和湖南地区的刘开运儿科推拿流派,其他的个别流派,有的昙花一现,有的囿于狭小的区域,还有的缺少理论总结和著述,大都逐渐萎缩或湮没了。

现将6个主要流派的研究现状综述如下。

一、流派创始人研究

关于创始人的研究,山东地区的三字经小儿推拿流派、张汉臣小儿推拿流派及孙重三小儿推拿流派研究文献较多;湖南地区的刘开运儿科推拿流派和北京地区的小儿捏脊流派文献较少;上海地区的海派儿科推拿流派缺少创始人的文献介绍。

三字经小儿推拿流派创始人是徐谦光,代表人物是李德修。如葛湄菲[17]述,徐谦光1877年完成了《推拿三字经》,成为三字经流派推拿的开山,其著作虽未出版,但在民间流行,其后未有传人。真正将三字经流派推拿发扬光大的是青岛市中医医院李德修先生。李德修(1893—1972年),又名慎之,山东威海市北竹岛村人。遇威海清泉学校校长戚经含,怜其疾苦,遂赠清代徐谦光著《推拿三字经》一书,并悉心指教,经8年学习,方独立应诊。1920年到青岛,在鸿祥钱庄设诊所,以推拿疗疾,颇具声望。1929年自设诊所,求治者盈门。1955年应聘到青岛市中医医院工作,任小儿科负责人。[18] 自此,李德修将三字经流派推拿专用于治疗小儿病症。

张汉臣小儿推拿流派的创始人是张汉臣,据田常英[19]述,张汉臣(1910—1978年),字新棠、贻桐、赓戊,山东省蓬莱县人。少年即随师学习中医内科,熟读《黄帝内经》《伤寒论》《金匮要略》等古典著作及中医儿科和小儿推拿名著。于1925年拜本县推拿名医艾老太为师,自此,致力于小儿推拿事业。1930年独立行医,1957年应聘到青岛医学院附属医院组建小儿推拿室开展小儿推拿疗法。[6]

孙重三小儿推拿流派的创始人是孙重三。如殷明[20]所述,孙重三(1902—1978年),山东省荣成县(现荣成市)埠柳公社不夜村人。20岁时拜老中医林椒圃为师,从此步入医林。1959年调入山东中医学院任儿科教研室主任及附院推拿科主任,开展小儿推拿疗法。

湖南刘开运小儿推拿流派的创始人是刘开运。据赵卫[21]述,刘开运出身中医世家,苗汉后裔,御医后代,家族业医已三四百年,祖传中医、草医、推拿三套绝技,融汉、苗医于一炉,独树一帜。曾担任中华全国中医推拿学会副主任委员,主编《中华医学百科全书·小儿推拿学》,为国内精通中医、草医、推拿的名老医师,主要从事小儿推拿。

北京地区的小儿捏脊流派,其创始人是冯泉福。据吴栋[22]

述,冯泉福(1902—1989年),号雨田,北京人。其父冯沛成及祖父皆业医,精通小儿捏积术。冯泉福是冯氏捏积术的第四代传人,其医德医术闻名遐迩。无论于医务界或在患者中,他的名字早已被"捏积冯"取而代之。冯泉福幼时即受其父医学思想的熏陶,20岁时随父亲开始学习捏积,1928年独立行医,1959年调入北京中医医院儿科,并始终负责儿科的捏积工作。

二、流派学术特点研究

山东的小儿推拿三大流派和湖南的刘开运小儿推拿流派,学术特点明显,研究者较多;北京的小儿捏脊流派及上海的海派儿科推拿,也有一些研究论文发表。

三字经小儿推拿流派,学术特点非常明显:第一,偏重望诊及五脏辨证,李德修潜心于望诊,病人入室,举目一视,即能说出病儿病情[18];第二,取穴少而精,善用独穴,该流派每次取穴3~5个,有时采用独穴治病;第三,推拿时间长,手法频率高;第四,以清法见长[23];第五,手法操作简单;第六,以推拿代替药物[24]。

张汉臣流派的主要特点是:第一,重视望诊,其内容多而翔实,尤以望面色和望鼻最有特色;第二,在治则上是以治本为主,严守"补虚扶弱"或"补泻兼治"的法则。另外,张汉臣对小儿推拿概括为一掌四要:一掌即掌握小儿无七情六欲之感,只有风、寒、暑、湿、燥、火、伤食之证的特点;四要包括一要辨证细致、主次分明,二要根据病情、因人制宜,三要取穴精简、治理分明,四要手法熟练、刚柔相济[25]。

孙重三流派的特点是:第一,首重"天人合一"的整体观念,诊病强调闻诊和望诊;第二,继承了林椒圃"十三大手法"[20]。

毕永升总结了该流派的临床经验包括四大手法治感冒，推天柱骨治呕吐，侧推大肠、推脾经、推上七节骨加减治疗腹泻，推箕门利尿，摩神阙有特点，推胸八道配推揉膻中治咳嗽[26]。

湖南的刘开运流派的特点是：第一，"理、法、方"与中医临床内、外、妇、儿等科完全一致；第二，强调整体观念，口诀为"推头必兼推上肢，推腰推背兼下肢，推胸推腹推腰背，四肢疾患局部治"；第三，注重辨证论治，提出"不讲辨证论治，就不是推拿！疗效就要大打折扣"；第四，尊重推拿传统；第五，尤重推拿手法，"成人推拿没有巧，只要手法练得好"，始终以"三好"（好用、好受、好看）为标准；第六，提倡中西医结合；第七，倡导推药并用[21]。符明进[27]述，刘开运立法主要是根据五行生克制化之理，确定其补母、泻子、抑强、扶弱的治疗原则，以作为指导临床推治时取穴主补、主泻的依据，因而临床具体运用中多用推五经。

北京的小儿捏脊流派最显著的特点就是运用捏脊疗法治疗积证。该流派手法有8种，称为"捏脊八法"，对小儿积证有其独到见解，将积证分为4型即乳积、食积、痞积和疳积。因长期治疗儿科积聚一类疾病，又称"捏积"。捏脊疗法旨在通过捏拿患者督脉（因十二经脉隶属督脉），达到经络的良性感传，加之刺激督脉旁开1.5寸的膀胱经上有关的背俞穴，使受纳之食物得以运行消化。在捏拿的同时，为了加强疗效，又配合内服"消积散"及外敷"冯氏化痞膏"，此二方均为冯氏家传[22]。

上海的海派儿科推拿的学术特点是：第一，手法除了继承传统的按、摩、掐、揉、推、运、搓、摇八法外，还融入了上海地区的一指禅推拿、滚法推拿、内功推拿等三大成人推拿流派的手法，成为"推拿十六法"；第二，界定了小儿推拿对象，认为小儿推拿穴位和复式操作主要针对 6 周岁以下儿童，3 周岁以下效果更佳；第三，理论上根据"通则不痛，痛则不通"的原理，以痛为腧，通过在痛点的治疗，达到祛除病痛的目的[28]。

三、流派著述研究

三字经流派创始人徐谦光著有《推拿三字经》；代表人物李德修著有《小儿推拿讲义》《青岛市中医医院小儿推拿简介》以及简易本《小儿推拿讲义》等书；传人赵鉴秋著有《幼科推拿三字经派求真》，后再版为《三字经派小儿推拿宝典》；王蕴华著有《李德修小儿推拿技法》；葛湄菲著有《汉英对照三字经流派小儿推拿》；李先晓著有《李德修小儿推拿秘笈》。

张汉臣流派的著作有：张汉臣著述的《小儿推拿学概要》和《实用小儿推拿》；3 部尚未发表的著述即《儿科推拿方剂学》《农村儿科推拿手册》《张汉臣儿科推拿经验录》，手稿均由张汉臣之子保存。

孙重三流派的著作有：孙重三编著的《儿科推拿疗法简编》和《通俗推拿手册》，传人张素芳所著《中国小儿推拿学》。

此外，湖南的刘开运小儿推拿流派的著作是刘开运主编的《中华医学百科全书·小儿推拿学》；北京的小儿捏脊流派的代表著作是冯泉福著述的《冯氏捏积疗法》和弟子李志明编著的《小儿捏脊》；海派儿科推拿的代表著作是金义成编著的《小儿推拿》《小儿推拿图解》和《海派儿科推拿图谱》[28]。

四、流派传承研究

关于流派传承研究的文章不多，仅有三字经小儿推拿流派提到过："1962 年、1963 年先后收本院医师王德芝、王安岗为徒。建院初期，医院领导安排护士孙爱兰、刘瑞英跟随李德修学习推拿技术，虽无明确师承关系，但临床诊治和推拿手法均在李德修亲自指导下完成,可谓是李德修的传人。"[29]

综上所述,当代中医小儿推拿学术流派的研究文献数量少,范围窄,还有大量工作有待完成。

第三节 研究目的、内容和方法

一、研究目的

通过梳理当代齐鲁小儿推拿三大学术流派的发展脉络,总结三大学术流派的流派特征,调查三大学术流派的传承情况,分析三大学术流派的形成、影响因素和发展趋势,为当代中医学术流派的研究和发展、保持中医临床特色、发挥中医临床优势提供借鉴。

因此,研究的主要问题有:①梳理当代齐鲁小儿推拿三大学术流派的发展脉络;②总结当代齐鲁小儿推拿三大学术流派的流派特征;③客观地调查当代齐鲁小儿推拿三大学术流派的传承情况;④全面、系统、完整地呈现当代齐鲁小儿推拿三大学术流派的整体面貌;⑤分析当代齐鲁小儿推拿三大学术流派的形成、影响因素和发展趋势。

二、研究内容

1. 运用中医文献学方法,结合名家访谈与实地考察,梳理当代齐鲁小儿推拿三大学术流派的发展脉络;总结三大学术流派的流派特征,传承情况;全面、系统、完整地展现当代齐鲁小儿推拿三大学术流派的整体面貌,包括代表人物、流派特征(学术渊源、诊法特点、治法特点、手法和取穴特点、临床应用特点)、传承状况(传承谱系、文献传承、流派影响)。

2. 进行比较研究,进一步明确三大学术流派的流派特征和传承状况；总结三大学术流派的学术思想；针对三大学术流派的现存状况，分析其影响因素和发展趋势，提出相应对策与建议。

三、研究方法

（一）文献研究法

1. 运用中医文献学的方法，全面搜集、梳理当代齐鲁小儿推拿流派的相关文献，初步描绘出当代齐鲁小儿推拿三大学术流派的整体框架。

2. 与实际调研相结合，据调研收集的各流派的文献资料（有些资料已是绝版），进一步总结三大流派的流派特征。

3. 与数理统计方法相结合，分析三大流派的临床用穴规律。

（二）实地考察法

目的：了解小儿推拿名家对小儿推拿流派的认识，分析当代齐鲁小儿推拿流派的现状和发展趋势。

内容与范围：对流派的现状进行采访和实地考察，访问当代齐鲁小儿推拿三大流派的传人、创始人的后人、流派传承人所在单位的相关人员，并收集相关著作、录像、录音、实物等。

调研过程：2011年5月到青岛进行了第一次调研，初步考察了青岛的三字经小儿推拿流派和张汉臣小儿推拿流派的现状，访问了流派传人，搜集了大量具有重要价值的资料和照片。2011年7月第二次到青岛调研，就流派的学术特征向各流派传人请教和求证。2011年2月至2012年5月，对济南孙重三小儿推拿流派进行了多次调研，访问流派传人，请教和求证流派特征，搜集了大量资料。

四、中医小儿推拿学术流派判定标准

"中医学术流派研究"课题组提出了中医学界关于学术流

派的判定标准[30]：

"一个学术流派必须以某一位或几位著名医家为核心，并汇集了一代又一代的人才，形成了具有明显的师承关系且学术实力雄厚的团队。

"一个学术流派的形成和发展，其所关注的主题必须具有一致性或基本稳定性，否则，难以不断发展完善，也不会形成学派。不同的学者有着相同或相似的学术思想，是识别学术流派的最重要特征。

"学术著作是反映学术流派学术思想的最好载体，是学术流派得以继承和发展的必由之路。"

此判定标准包含了中医学术流派形成的3个核心要素：代表性人物及其团队，代表性学术观点即思想，代表性著作。依据此判定标准，本研究制定了中医小儿推拿学术流派标准。

1. 要有代表性人物及一批传承和发展其学说的人物，传承三代以上（包括三代）。代表人物必须具有一定学术造诣，得到中医小儿推拿学界及公众认可。

2. 要遵循中医小儿推拿学的特殊规律性，在小儿推拿学术理论或方法上标新立异，旗帜鲜明，在治学上有独特的风格和方法。

3. 要有记载和反映该学术流派学术思想和治学方法的代表著作，有一定社会影响。

依据本研究制定的中医小儿推拿学术流派标准，结合当代中医小儿推拿学术流派的研究现状，确定符合此标准的当代齐鲁小儿推拿三大学术流派是：三字经小儿推拿流派、张汉臣小儿推拿流派和孙重三小儿推拿流派。

第四章 当代齐鲁小儿推拿三大学术流派研究

第一节 三字经小儿推拿流派

一、创始人——徐谦光

徐宗礼[31]，字谦光，号秩堂（《中国中医古籍总目》所载《徐谦光推拿全集》和《推拿传家宝三字经》中作"秋堂"），登郡宁邑人（现山东省烟台市牟平区宁海街道），生于嘉庆二十四年（1820年）。其父徐文炳。徐谦光18岁至京城，在永兴贸易行学习经商之道。道光二十二年（1842年），23岁时回家娶亲，其妻王氏。婚后仍回京都。道光二十七年（1847年）回到烟台，开始独立经商，开设并主持东文成贸易局。虽为商贾，但爱好广泛。经商之余，亦开始学医与悬壶济世之途。徐谦光博闻而强记，每有心得，笔耕不辍。这一习惯为他以后的事业奠定了坚实的基础。同治五年（1866年），已46岁的他因长子妄为逆行，不尽孝道，愤而回家，专事训子，从此彻底弃商，唯以医学为业。至同治十三年（1874年）十二月二十一日，他历经5年终于完成了近9万字的著作《徐氏锦囊》[32]，在书后特注"徐氏锦囊万两不售，以为传家之至宝也"。该书有图解、有手法、有脉诊、有方药，是一部较为完整的儿科专著。

为了后人学习的便捷，徐谦光在《徐氏锦囊》的基础上，于清光绪三年（1877年）编著了《推拿三字经》一书。据考，该书手抄本目前仅存于山东中医药大学图书馆，书名为《推拿小儿全书》，徐氏家族并无此书。徐谦光卒年不详，但从光绪七年（1881年）由他所组织与续修的家谱封笔来看，他至少活到了花甲之年。其孙徐克善继承祖业，在当地成为小儿推拿名医，但其后未有传人。徐谦光生有五子，至今已传至第四代，后代均有从医者。现第四代在牟平当地有行医者，但均以用药为主，对徐谦光的推拿学术传承情况不详[33]。

二、代表人物——李德修

李德修（1893—1972年），又名慎之，男，山东威海市北竹岛村人，幼时家贫辍学，在渔船上学徒，打工为生，17岁染疾，暴致耳聋。威海清泉学校校长戚经含，怜其疾苦，遂赠送清代徐谦光著《推拿三字经》一书，并悉心指教。历经8年学习，方独立应诊。1920年至青岛，在鸿祥钱庄设诊所，以推拿疗疾，颇具声望。1929年自设诊所，求治者盈门。1955年青岛市中医医院建院之初，任小儿科负责人。由于其医术精湛，医德高尚，深得广大群众信赖和赞誉，多次被评为青岛市、卫生局先进工作者。1956年被选为青岛市人大代表、青岛市政协委员[34]。

李德修继承了徐谦光《推拿三字经》的精华，并在此基础上潜心研究小儿推拿，是三字经小儿推拿流派的奠基人[35]。李德修诊病注重望诊，患儿一进诊室，他举目一望，即能说出患儿的主要病情，每使病家敬佩不已。临证施术以左上肢肘以下穴位为主，取穴主张少而精，一般不超过三五个，尤擅长独穴治病，疗效显著。更为可贵的是，他勇于开拓，热心传授，海人不倦，培育新人，青岛市中医医院中医儿科在20世纪60年代出现了高足满门，人才济济，团结奋进，医术昭昭的可喜局面。经过几代人的不断努力，该流派小儿推拿的理论和技法不断完善，发展成为当代齐鲁小儿推拿三大流派之一。因徐谦光后代未有小儿推拿传人，可以说，真正将三字经小儿推拿流派发扬光大者当数李德修。李德修继承和发展了徐谦光的学术思想和推拿手法，并在此基础上结合个人经验，发展了三字经小儿推拿流派，扩大了临床应用，成为一代推拿名家。

1958年山东省卫生厅提出了"继承抢救老年中医"的政策，并确定李德修为被抢救的老中医之一。同年9月，根据他多年收藏的手抄本《推拿三字经》进行了油印，此油印本与收藏于山东中医药大学图书馆的手抄本《推拿小儿全书》不是同一版本，缺少"四言脉诀"部分，但与《推拿小儿全书》中推拿部分的内容基本相同。1962年王蕴华被指派整理李德修的学术思想，历时半年，系统整理了李德修的临床经验，保留了许多珍贵资料，于1981年完成了《李德修小儿推拿技法》，油印后内部发行。依据李德修多年的临床经验和丰富的中医理论积淀，青岛市卫生局及青岛市中医医院组织人员先后整理撰写了《小儿推拿讲义》《青岛市中医医院小儿推拿简介》以及简易本《小儿推拿讲义》等书，共印1.3万余册，成为青岛市卫生系统业务培训的主要教材。自1962年始，李德修先后收青岛市中医医院医生王德芝、王安岗为徒，青岛市中医医院建院初期，医院领导安排护士孙爱兰、刘瑞英跟随李德修学习推拿技术[34]。他为齐鲁中医小儿推拿学术流派的传承和发扬做出了重要贡献。

三、流派特征

（一）诊法特点

1. 重视望诊，擅望"印堂"

中医的四诊将望诊列在首位。对于儿科诊断，望诊尤为重要。儿科素有"哑科"之称，故问诊意义不大；婴幼儿为"稚阴稚阳"之体，本就"经脉未盛"，加之就诊时易哭闹，故历代儿科医家大都推崇"三岁以下不切脉"；闻诊对于成人、小儿都不是最重要的诊法。故望诊在儿科四诊中，显得尤为重要，正所谓"四诊为岐黄之首务，而望尤为切紧"（清代林之翰《四诊抉微·凡例》）。望诊的内容甚多，该流派的望诊独具特色，尤其擅长望"印堂"。

望"印堂"是三字经小儿推拿流派望诊中的主要内容。徐谦光《推拿三字经》曰："小婴儿，看印堂，五色纹，细心详。"《李德修小儿推拿技法》也说："本派的诊察主要以望诊为主，李医生在望诊方面积累了丰富的经验，患儿一进诊室，李医师举目一瞩，就能说出大部患儿的病情，这是笔者所见，并无夸张。"[36]关于望印堂的方法，在《推拿三字经》注解中说："诊脉不如看印堂，印堂穴用水洗净观之，分红、青、黑、白、黄。何色分何病也，必须细心详察。"《李德修小儿推拿技法》一书中总结："这一派的传统望诊方法，是用温水洗净小儿的印堂，察看其红青黑白黄五色纹。"[37]

该流派望印堂的具体内容包括以下方面。

"火色属红。凡印堂见有红筋者，不论横行直行，皆属心肺有热。色紫则热更甚。治疗用清法。凡遇这种色象，应清心肺。

"风属青色，青色见于山根，是肝有风热，青纹直竖者风上行，横者风下行。必须兼辨虚实。实者清肝，虚者补肾以养肝。

"水色属黑,凡见黑色,为风寒入肾。只见黑色即是,不必见有黑筋,须用温法、补法、散法。

"金色属白,其主在肺。印堂白色,为肺有痰。金能生水所以肾为肺之子,肾寒则水泛为痰,用祛痰之法。

"土色属黄,印堂皮黄为脾胃之病,小儿精血未全,十有九虚,恣食瓜果,恒伤脾胃,脾虚而泻,不能健运,久或成积,审其虚实,以定补或清的治则。"

该流派重视望诊,除了体现在望印堂外,还通过望头发、望眼睛等方法,是因为"发为血之余""眼为五脏精华之所聚,为精明表露之处"。该流派第二代传人赵鉴秋推崇"五轮学说",在前辈的望诊基础上发展了望眼的内容。

2. 望神色形态

《李德修小儿推拿技法》指出,要善于从小儿的活动姿态来观测病情。如"小儿时时用手搓揉头目,为头痛头晕之征;患胆道蛔虫的小儿,痛时面青、手抱胸胁,俯而摇身;患肠梗阻,痛时作翻绞状;食积腹痛,发作有时,痛则汗出。小儿仰放床上,如见上身扭动而下身不动,就须考虑到瘫痪。"[37]还善于从保育护理的方面看问题,如"见天气已暖,而小儿的被覆过厚,就考虑到这个小儿可能因覆护温暖而易于感冒,且容易发生内热。"[37]说明李德修在临证时,结合具体情况,发展补充了《推拿三字经》中的望诊内容。

(二)治法特点

关于治法,在小儿推拿中,大都用"清法"与"补法"。一般来说,"虚则补之",故补法多具有补益的作用;"实则泻之",小儿推拿中,很少用"泻"这一词,而多用"清","清"就是"泻",故"清法"就是"泻法"。辨证是如此,用穴亦是如此。但不同的流派，赋予"清补"的含义各具特色。

三字经流派一般据望印堂所察之五色，以五色配五脏，且穴位所属亦各归于五脏，临证以脏腑辨证为主。"主要治则，可用补法与清法概之。大抵补则气升，清则气降，清补则通和气血，起调整作用。"[38]根据王蕴华《李德修小儿推拿技法》，将该流派的治法特点整理如下。

1. 据虚实定清补法

该流派主张"实则用清，虚则用补，实中虚则用清补"[38]，或者针对各脏腑的病情分别用清法、补法与清补法。

该流派提出"不宜补"的穴位有以下几个。①肝穴。认为肝为将军之官，其性刚果而主升，补则助其上升之势，而侮克他脏。又认为肝属木，肾属水，因水能生木，如见肝虚，则用补肾法，滋肾水以生肝木，即等于补肝。②肺穴。认为肺吸之则满，补之则气上，所以也不宜用补。肺属金而脾属土，土能生金，如欲补肺，可用补脾法以培土生金。但遇肺虚极的特殊情况，也可以酌用补法。③心穴。心为神明之所出，不宜无故扰动，因而也不宜妄补。如欲补心，需用清补法。④大肠穴。大肠不可多补，如欲加强其功能，可用清补法。⑤小肠膀胱穴。小肠、膀胱穴也不用补法。

又提出"不宜清"的穴位。因"清则为泄，不应泄的内脏就不能用清法"[38]。如心火盛，不能直接清"心穴"，而用"天河水穴"，因此穴"善能散热，清心用推天河水代替，能散热能清心火"[38]。又如"肾涵先天真水也不宜清泄，如欲清肾火，则用清小肠膀胱穴以利小便，则肾火即随之而去"[38]。

还指出，"用清法太多，须防正气受伤，也须酌用补法，以善其后"[38]。如治大便燥结，先用清脾穴及清大肠穴，二穴皆为清法，最后要用补肾穴，固先天元气，以防清泻太过。

如临床发热一症，该流派主张退热一般用清法，但热有虚实，也有虚热实热纠结的情况，必须辨明，"退热也不是专用清法"。若纯粹实热，其热太盛，可用"六腑穴"，此穴能退大热。如大热持续不退，必然元气虚衰，需兼用"二人上马穴"和"清补脾穴"，此二穴可补元气，甚至可用热穴"外劳宫"以补元气、强体力，再用"六腑"等清热之穴，其热方退。对于先天不足的小儿，虽有实热，清后也需用补，以固其根本。

关于这一点，有人提出该流派"善用清法""以清法见长"，容易引起误解，以为该流派临证只用清法，实际上是不确切的（参照"关于'以清法见长'"部分）。

2. 辨别阴阳定清补法

该流派主张"清法与补法的运用，在辨虚实的同时，也要辨别阴阳"[39]。

阴阳和虚实密切相关。阳盛则热，阴虚亦热；阳虚则寒，阴盛亦寒。阳盛的热多为实热，阴盛的寒虚实兼有；阳虚的寒多为虚寒，阴虚的热多为虚热。这些错综交互的现象，使得治疗中取穴也变得比较复杂。该流派提出"暖穴"一词。本着"用推即是用药"的原则，将小儿推拿穴位的性质分成"暖穴"与"凉穴"两类[39]。"凉穴"一词没有明确提出，但"暖穴"的相对面即是"凉穴"，且该流派的后人也印证此用法。甚至更提出"补穴和泻穴"之说[35]，主张"暖穴"助热属"补法"，"凉穴"清泻可"去其寒积"。

如其人阴盛，又食寒冷之物而致腹痛，先用暖穴"外劳宫"化其寒，再用"清脾胃"或"清大肠"去其有形之寒积。如其人属阳虚之寒，或中无形之寒，只用暖穴补之就够了。若其人属阴虚之热，先用补元气法以治其本，再用"天河水穴"散热以治其标。如其人兼有外感实热，则偏重清法。主张"新病多实，久病多虚"，临证需细心诊查，辨别清楚，以便采用适当的治法。

书中举例，对于瘟疫热证要辨别阴阳，其气血虚实要注意随时间的阴阳消长而变化。指出平旦至日中（早六时到午十二时）为阳中之阳，如在这时发热，则为实热，邪在气分，当清之；日中至黄昏（午十二时至晚六时），为阳中之阴，如在这时发热重，为兼有虚热，需先补后清。又前半夜轻后半夜重，为阴中之阴；同样前半夜重后半夜轻，为阴中之阳，较轻于前者，皆为邪在阴分之证。根据时间之昼夜，上午与下午，上、下半夜，来观察病情的变化，以辨其阴阳虚实，酌定清法与补法的施用。

如治疗痘疹，主张疹主气分，其病属阳；痘主血分，其病属阴。就其病之所属，再观察其病之变化，来定清法与补法的施用。

再如治疗疮疡，既要看症状，也要根据昼夜轻重来辨证。夜间痛甚，色白平塌或紫陷的为阴；日间痛甚，红肿高大烦痛的为阳；两种情况错综兼见，属半阴半阳。阴者当补，阳者当清，半阴半阳，补而兼清，看阴阳的比重以定其清补的分量。

3. 据五行生克定清补法

该流派还善用五行生克原理来指导诊断与治疗。因脏不宜补时，虚则补其母，如"肝虚可以补肾"，因"肝穴"是"不宜补"的穴位，故用补"肾穴"代替；实则泻其子，如肝火太盛，除清"肝穴"外，也可以用清"心穴"兼清心火；又如木能克土，故肝病，可以用补"脾穴"，起到"见肝之病当先实脾"的作用。总之，人体各脏腑是互相关联而不是孤立的，治疗时不要专顾治其本脏,还要兼顾它所影响和影响它的其他各脏,利用其相互关系灵活运用,而得到较好的效果。提出"方剂是如此,推拿的取穴更是如此"[40]。所以"本派采用的穴位本不甚多,而在生克作用上充分运用,少而能精,以简驭繁,取得良好的疗效"[41]。

(三)手法和取穴特点

根据《李德修小儿推拿技法》,该流派的手法和穴位主要包括以下内容。

1. 基本手法6种

(1)推法:推法是在穴位上用拇指外侧面,或食指、中指、无名指的掌面,捺着穴位的皮肤,以固定的幅度向前、向后或来回往复推移,也就是有规律地、轻重均匀地连续直线摩擦,一般离心的方向为清,向心的方向为补,来回往复为清补。

(2)揉法:以医者的手指按在操作的穴位上,不离其处而旋转揉动,一般是用拇指或食、中二指的掌面揉之,左揉右揉同数,左揉主升,右揉主降,其作用多偏于补,也含有清补的作用。

(3)拿法:以拇、食二指或并用中指,夹住穴位同时用力卡拿。该流派专用于列缺穴,是一种强刺激手法,用于发汗、回醒、抑制癫狂等的治疗。

(4)捣法:屈医者的中指或无名指,以其手背一面近掌之第一指节在穴位处均匀捣打。离心的方向为下捣,向心的方向为上捣,向身体左侧的方向捣为左捣,向身体右侧的方向捣为右捣。用于矫正筋脉的拘急或偏胜,总的效能是升降与矫正。

(5)分合:用医者两手拇指的外侧同时从穴位处向两旁分推为分,用于分阴阳疗法;同时从穴位两边向穴位处合推为合,用于合阴阳疗法。前者能分寒热,平气血;后者能使阴阳相交，气血谐和，总的作用是和解。

（6）运法：用医者拇指侧面或食指、中指、无名指指端掌面，单用或二指并紧用（治大人亦可三指并紧用），循穴位向一定方向转整圈回环摩动，或作半圈推动，叫作运。整圈如运八卦，能开气、血、食、痰、火之郁结；半圈如运水入土、运土入水，能调整水火或土的偏胜，总的作用是化郁调整。

该流派第二代传人赵鉴秋在《幼科推拿三字经派求真》中总结了该流派8种手法，包括推法、拿法、揉法、运法、捣法、掐法、分法、合法。葛湄菲在《汉英对照三字经流派小儿推拿》一书中概括为6种手法，包括推法、揉法、拿法、捣法、分合法、运法。

该流派注重推法，《李德修小儿推拿技法》要求"推动的速度要比较快，力量的轻重，时间长短，次数多少，要据患者年龄的大小，体质的强弱，病情的需要而定，原则上不使皮肤发生红炎为度"[42]。赵鉴秋在《幼科推拿三字经派求真》中指出："推法的速度，约每分钟200次左右为宜。"[43]推法和揉法是该流派最常用的手法。

2. 特色操作

该流派擅用"两穴联推"，最常用的是"平肝"和"清肺"两穴联推。操作如下。

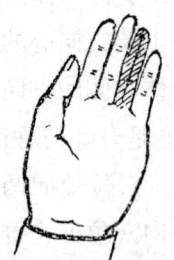 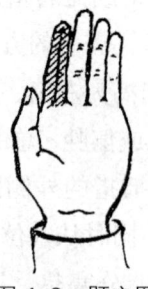 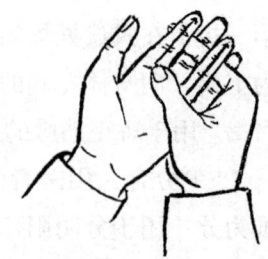

图 4-1 肺穴图　　图 4-2 肝穴图　　图 4-3 两穴联推图

两穴联推：指可以同时推两个穴位。如"平肝"和"清肺"两穴联推，操作时医者可以用自己的中指隔开患儿的中指，插在患儿食指和无名指之下，以食指垫住患儿无名指和食指指端，同时以无名指隔开患儿的小指，然后以大指外推。也可以用医者的左手握住患儿的中指及小指，则患儿食指、无名指高出在上，推时医者右手食、中、无名指单用或两指并用，同时推肝、肺两穴。

此法是李德修独创手法，"平肝""清肺"两穴并用的时候最多，此手法的特点：第一，节约了操作时间，往往用此两穴联推时是因为患儿病情较急，其效果和分别推一个穴位完全一样；第二，因中指是心穴，不可清泻，此操作可以避免推到心穴，恐动患儿心火。

3. 常用 42 穴

推拿疗法取效，手法的正确性和穴位的准确性都是首要的。王蕴华在《李德修小儿推拿技法》中说："徐氏（指徐谦光）的原著并无刊行本，经多人传抄摹写，穴位图多以失真，说明也欠明了。今将诊察所需的及李医师采用得效的穴位，作简图说明如下。有的虽有穴位而无用法的，则存而不论，不征引其他推拿学派的资料。"[44]整理出该流派的常用穴位共 42 个。

（1）分布

头面部 8 个：百会、囟门、中庭、天庭、天心、印堂、黄蜂入洞、洗皂。

其中，百会、囟门、中庭、天庭、天心这 5 个穴位只有定位而无操作及主治，可以推论李德修用得很少。而印堂、黄蜂入洞、洗皂 3 个穴位有定位、手法和主治，说明此三穴是李德修的常用穴。

上肢部34个。其中，阳掌穴位28个：心穴、肝穴、脾穴、肺穴、肾穴、小肠膀胱穴、胃穴、板门、大肠穴、胆穴、膻中穴、三焦穴、五经穴、大四横纹、小天心、天门入虎口、虎口入天门、小横纹、后溪穴、八卦、内劳宫、分阴阳、合阴阳、运水入土、运土入水、天河水、三关、六腑。阴掌穴位6个：外劳宫、一窝风、二人上马、阳池、列缺、五指节。

在上肢部的穴位中，脏腑穴位采用的是脏腑名称加一"穴"字，如"心穴""脾穴""胃穴""胆穴"等。以脏腑名称命名的穴位有10个：心穴、肝穴、脾穴、肺穴、肾穴、小肠膀胱穴、胃穴、大肠穴、胆穴、三焦穴。且此10个脏腑穴在其临床用法中说明较多，王蕴华在总结时，非常详尽地阐述了李德修的脏腑穴用法，充分体现了该流派重视脏腑辨证的特点。从穴位的分布还可以看出该流派临床取穴多取上肢部穴位。

李德修应用的复式操作有5个：天门入虎口、虎口入天门、运水入土、运土入水、黄蜂入洞。

（2）特殊穴位

①洗皂：部位在鼻翅两旁。医者用两手拇指外侧面，在患者鼻之两旁抵鼻旁及连鼻之颜面自上向下推擦，齐鼻头而止。主治：能调五脏之气。"洗皂"是三字经流派的特殊穴位，其他两个流派未曾应用。

②列缺：部位在掌根连腕处两侧之凹内。用拇指及中指、无名指将腕窝两侧两穴处用力卡拿之。有发汗、解表、通窍之功效。拿之汗出为止。从其定位可以看出，该流派的"列缺"穴非针灸学之"列缺"。

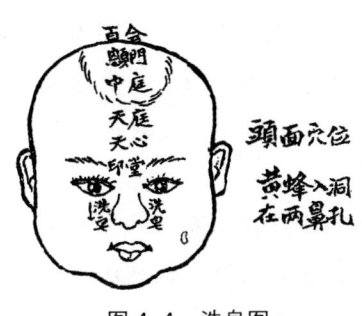

图 4-4 洗皂图　　　　图 4-5 列缺图

4. 独释"胃穴"

"胃穴"作为小儿推拿的特定穴,正是源于该流派。根据《针灸推拿学辞典》中的解释,胃穴出自《小儿推拿广意》,又名胃经。定位有三:"(1)位于拇指近端指节的腹面。主治腹泻、呕吐。(2)在大鱼际外侧缘。(3)在板门穴上。"[45]但是,经笔者考证,此说不确。

经笔者考,《小儿推拿广意》[46]中只在"阳掌之图"中画出"胃"的部位,但在其具体的"阳掌十八穴部位疗病诀"18个穴位中,却无"胃穴"之名,也无解释,其后的病症处方中亦无"胃穴"出现。

然而山东中医药大学图书馆馆藏《推拿小儿全书》(即《推拿三字经》手抄本,详见后文文献传承内容)明确记载:"霍乱病,暑秋伤,若上吐,清胃良,大指根,震艮连,黄白皮,真穴详,凡吐者,俱此方,向外推,立愈恙。"其原文注解:"胃之一穴,自古无论,余新定此,大指二部下者平肉,属脾经,看后图。震艮者八卦之出作也,在平肉外,外黄白之皮,自艮向外为清至大指二节根止。黄白皮乃胃之真穴也。"

可见,徐谦光不仅明确了胃穴的具体定位在"大指二部下平肉外黄白之皮",操作与其他穴相同,向心为补,离心为清,

"自艮向外为清至大指二节根止"。且指出胃穴的应用为"凡吐者俱用此穴外清不但霍乱为然,凡吐者俱脾胃之气上返而不下行故也,凡清之气下降,补则上升,脾胃之气下降而不上返故能立愈"。

自此,胃穴成为小儿推拿特定穴中非常重要的一个穴位,应用至今。根据《李德修小儿推拿技法》对胃穴的叙述,结合考证,将胃穴的定位、操作及临床应用总结如下:

部位:徐谦光原书说"大指上节属脾土,下节属胃土",又说"胃穴自古无论之也,殊不知其治病甚良,在板门外侧黄白皮相毗乃真穴也",又说"大指根,震艮连;大指二节,下者平肉,属胃经。震艮言八卦之方位,出作也,在平肉外(按二语不可解,其意当指穴位非在运八卦之震卦处,而在鱼际白肉边缘)。黄白皮,真穴详,胃之外黄白皮……乃胃之真穴也(按胃之外三字不可解,其意非谓胃外,当是指鱼际白肉边缘白皮与掌背黄皮交界处)"。照徐谦光原书所论,大指下节为胃穴,鱼际外缘白皮与掌背黄皮交界处,下齐艮卦部位,亦即小天心穴旁,掌缘此处有高骨起可以为界,其上则齐大指连掌之纹,则又为胃之"真穴",未否定大指二节,又强调二节下黄白皮交界处,则此两处皆属胃穴,而黄白皮处更为重要。

手法:自鱼际外缘黄白皮交界处,从下齐运八卦之艮卦处掌边高骨起,下推至大指掌根横纹或至大指第二节皆可,此为清法;反之则为补法。清之则气下降,

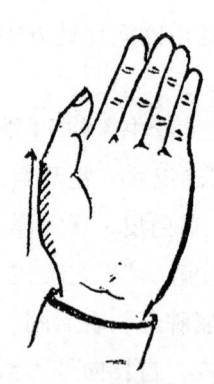

图4-6 胃穴图

(注:图4-1~图4-6均出自《李德修小儿推拿技法》)

补之则气上升。因胃气以息息下行为顺,一般用清法。

主治:清胃热,降胃气,一般呕吐皆可用之。胃气下降而不上逆,呕吐可愈,麻疹兼呕吐的,也可用清胃法。

(四)临床应用特点

1. 取穴少

文献研究表明,"取穴少"是该流派最具特色的特征之一。诸多研究推拿的著作如金义成著《中国推拿》、夏平治著《中国推拿全书》、包来发著《百家推拿经验集》、廖品东著《小儿推拿》等,该流派王蕴华著《李德修小儿推拿技法》(内部发行,未公开出版)、赵鉴秋著《幼科推拿三字经派求真》、葛湄菲著《汉英对照三字经流派小儿推拿》、李先晓著《李德修小儿推拿秘笈》,以及其他研究该流派的文章等,都提到体现该流派特征之一是"取穴少"。

"少"是区别于其他小儿推拿流派来说的,尤其是当代齐鲁小儿推拿三大流派中的另外两派"张汉臣小儿推拿流派"和"孙重三小儿推拿流派"。其"少"的特点体现在一是用穴总量少,二是单独治疗一个疾病时取穴配穴少。

关于用穴总量,三字经流派创始人徐谦光所著《推拿小儿全书》(即《推拿三字经》手抄本,以下内容提到该书时即用《推拿三字经》)中,共提到小儿推拿穴位29个:退六腑7次,平肝木1次,补肾水5次,揉二马7次,拿列缺3次,合阴阳1次,分阴阳1次,天河水2次,大肠推5次、泻1次,脾土补3次、泻1次、清补1次,一窝风1次,黄蜂入洞2次,洗皂1次,八卦(顺运)3次,清胃1次,揉板门1次,三关2次,清肺1次,清膀胱1次,清小肠1次,四横纹1次,捣小天心1次,阳池1次,五经穴1次,运水入土1次,运土入水1次，外劳宫2次，天门入虎口1次，五指节1次。在体现该流派代表人物李德修用穴的核心著作《李德修小儿推拿技法》中，第二部分穴位考订列出穴位42个，其中头面部穴位有百会、囟门、中庭、天庭、天心、印堂、黄蜂入洞、洗皂，阳掌穴位有心穴、肝穴、脾穴、肺穴、肾穴、小肠膀胱穴、胃穴、板门、大肠穴、胆穴、膻中穴、三焦穴、五经穴、大四横纹、小天心、天门入虎口、虎口入天门、小横纹、后溪穴、八卦、内劳宫、分阴阳、合阴阳、运水入土、运土入水、天河水、三关、六腑，阴掌穴位有外劳宫、一窝风、二人上马、阳池、列缺、五指节；第三部分临床实践，共使用穴位31个。同样，在该流派的第二代传人赵鉴秋所著《幼科推拿三字经派求真》中列出穴位30个：脾穴、肝穴、心穴、肺穴、肾穴、胃穴、大肠穴、小肠穴、八卦穴、运水入土穴、运土入水穴、板门穴、小天心穴、四横纹穴、小横纹穴、阴阳穴、外劳宫穴、二马穴、一窝风穴、列缺穴、阳池穴、天河水穴、六腑穴、三关穴、五指节穴、威灵穴、精宁穴、七节骨、足三里穴、涌泉穴。葛湄菲著《汉英对照三字经流派小儿推拿》列出穴位26个：心经穴、肝经穴、脾经穴、肺经穴、肾经穴、小肠经穴、胃经穴、板门穴、大肠经穴、四横纹穴、小天心穴、小横纹穴、八卦穴、分阴阳穴、合阴阳穴、运水入土穴、运土入水穴、天河水穴、三关穴、六腑穴、外劳宫穴、一窝风穴、二人上马穴、阳池穴、列缺穴、五指节穴。

今依据历代文献将三字经流派取穴数量及分布列举如下，见表4-1。

表 4-1　三字经流派取穴数量及分布表

书名	总数	头面部	上肢部	躯干及下肢部
《推拿三字经》	29	黄蜂入洞、洗皂	肝木、脾土、清肺、肾水、清胃、板门、大肠、膀胱、小肠、五经穴、四横纹、小天心、天门入虎口、八卦、分阴阳、合阴阳、运水入土、运土入水、天河水、三关、六腑、外劳宫、一窝风、二马、阳池、列缺、五指节	无
《李德修小儿推拿技法》	42	百会、囟门、中庭、天庭、天心、印堂、黄蜂入洞、洗皂	心穴、肝穴、脾穴、肺穴、肾穴、小肠膀胱穴、胃穴、板门、大肠穴、胆穴、膻中穴、三焦穴、五经穴、大四横纹、小天心、天门入虎口、虎口入天门、小横纹、后溪穴、八卦、内劳宫、分阴阳、合阴阳、运水入土、运土入水、天河水、三关、六腑、外劳宫、一窝风、二人上马、阳池、列缺、五指节	无
《幼科推拿三字经派求真》	30	无	脾穴、肝穴、心穴、肺穴、肾穴、胃穴、大肠穴、小肠穴、八卦穴、运水入土穴、运土入水穴、板门穴、小天心穴、四横纹穴、小横纹穴、阴阳穴、外劳宫穴、二马穴、一窝风穴、列缺穴、阳池穴、天河水穴、六腑穴、三关穴、五指节穴、威灵穴、精宁穴	七节骨、足三里穴、涌泉穴
《汉英对照三字经流派小儿推拿》	26	无	心经穴、肝经穴、脾经穴、肺经穴、肾经穴、小肠经穴、胃经穴、板门穴、大肠经穴、四横纹穴、小天心穴、小横纹穴、八卦穴、分阴阳穴、合阴阳穴、运水入土穴、运土入水穴、天河水穴、三关穴、六腑穴、外劳宫穴、一窝风穴、二人上马穴、阳池穴、列缺穴、五指节穴	无

如表 4-1 所示，该流派历代文献所载穴位数量，最多的是王蕴华总结李德修使用的穴位，有 42 个，相比其他流派的近百个穴位来说，该流派用穴总量最少。

"取穴少"还体现在单独治疗一个疾病时配伍组方用穴数量少。该流派临证组方，取穴一般在 3~5 个。配伍特点是基本方（或是主穴）3 个，加减穴（或是配穴）1~2 个（可参考附录 1）。相比"其他派是全身取穴，穴位近百个，治疗一病，常用 10 多个穴位"[39]，用穴"不及其他学派的半数"，但疗效依然很好。《李德修小儿推拿技法》中说："取穴不宜多，多则杂而不专。"

2.治病善用独穴

用独穴，或称"独穴治病"，是指临床治疗某一疾病时，在一定的情况下，只用 1 个穴位。

徐谦光在《推拿三字经》中就指出"独穴治，有良方"。即"独穴者，一穴也，辨明何穴。良方者，立刻见愈。"还提道"若泻肚，推大肠；一穴愈，来往忙。"并为其注解："大肠，肺之腑也，在食指外侧上节。一穴即愈，不用二穴，乃吾验之法也。必须来往多推，有妙理也。"更有"若泻痢，推大肠，食指侧，上节上，来回推，数万良。"其注解为："若泻肚痢疾二疾，古书各穴配用杂乱，余定一穴其验如神，食指外侧乃大肠真穴，平力来回推之数，在病之轻重分之，病重者数在数万。"还有"独穴疗，数三万，多穴推，约三万，遵此法，无不良。"注为："凡言独穴而不可用二穴，用则有害为扯拉也，凡独穴必须推三万数，少则不验；若病杂而穴必须多，应推何穴，为君臣佐使分明为要。诸症遵此法不可妄为加减，诸症能愈不可妄用。"可见，徐谦光不但治病善用独穴，而且强调用独穴治病时"不可妄为加减"。

李德修指出:"所谓独穴治病,就是在一定情况下,临证只选用一个穴位,多推久推,坚持下去,以得效为度。特别是对急性病更主张用独穴。"[35]《推拿三字经》中也认为:"治急病,一穴良;大数万,立愈恙。"

故该流派的"用独穴",是指在一定的情况下,临证处方不做配伍,只选1个穴位,而且操作时间要长,一直坚持到得效为度。

徐谦光在《推拿三字经》中记载可作为独穴使用的穴位达26个。赵鉴秋在《幼科推拿三字经派求真》中总结现今临床作为独穴使用的穴位有:外劳宫、二马、清补大肠、揉板门、补脾、清肺、平肝、阳池、一窝风、运八卦、推三关、退六腑、清胃、四横纹、清补脾、清大肠、小天心、天河水、列缺、清脾等。如取外劳宫一穴,多推久推治疗蛔虫性肠梗阻;清补大肠治疗久痢;一窝风治疗风寒腹痛;补脾治慢性咳嗽;清补脾治脾虚胃弱纳呆;揉二马退虚热;退六腑治高热;先天不足揉二马;心火上炎清天河水;平肝治慢惊;揉板门治上吐下泻;清胃治呕吐;揉阳池治头痛等。

徐谦光《推拿三字经》中的26个独穴,记载如下。

"推拿法今定独穴,以抵药方。阴阳为水火两治汤;推三关为参附汤;退六腑为清凉散;天河水为安心丹;运八卦为调中益气汤;内劳宫为高丽清心丸;补脾土为六君子汤;揉板门为阴阳霍乱汤;清胃穴为定胃汤;平肝为逍遥散;泻大肠为承气汤;清补大肠为五苓散;清补心为天王补心丹;清肺为养肺救燥汤;补肾水为六味地黄丸;清小肠为导赤散;揉二马为六味地黄汤;外劳宫为逐寒返魂汤;拿列缺为回生散;天门入虎口为顺气丸；阳池穴为四神丸；五经穴为大圣散；四横纹为顺气和中汤；后溪穴为人参利肠丸；男右六腑为八味顺气散；女左三关为苏合香丸。穴形广多在医者变化用耳，今见时医不能望闻问切四字，不辨阴阳虚实，不论何症，概曰之一路推法，误人性命多矣，审之慎之。"（出自山东中医药大学图书馆馆藏手抄本《推拿小儿全书》）

3. 推拿时间长

"时间"在小儿推拿中，含有特殊的意义，古时没有钟表，不能准确记录时间，故在临床治疗中,治疗多长时间,无法用"分秒"来计时。基于此，小儿推拿便用"次数"代替"分秒"来计时。如徐谦光在《推拿三字经》中指出"大三万,小三千,婴三百,加减良"，就是指次数而言。对于这个特点，该流派的研究文献各有不同的见解。如姚笑[4]认为："一般主要穴位大多推15分钟，次要穴位推5分钟，最少的也要做300次（以推法为例，频率在每分钟300次）左右。每次治疗时间约半个小时。"程红云[24]认为："一般配穴操作5分钟，主穴操作10~15分钟，取独穴时，一般操作40分钟。如果辨证准确，手法得当，取效正确而疗效不显时，主张延长操作时间。"葛湄菲[17]认为："徐谦光采用的穴位极少，而特别主张每个穴推的时间长，总的推拿时间并不长。"《李德修小儿推拿技法》指出："在施治时间上，其他学派因采用的穴位多，每个穴位少仅一两分钟，多亦不过五分钟，但加起来总的时间是长的，本派采用穴位极少……因取穴少，总起来并不比其他派需要的时间多。"[35]

综上，该流派的特点"推拿时间长"，是指临证每个穴位操作的时间较长，主穴15分钟，配穴5分钟，但是因为该流派临证"取穴少",故实际总的治疗时间并不多。但若是临床"独穴治病"时,必须时间长,通过久推取效,少则不验。《推拿三字经》说:"独穴疗,数三万,多穴推,约三万,遵此法,无不良。"注此:"凡独穴必须推三万数,少则不验;诸症遵此法不可妄为加减,诸症能愈不可妄用。"

4. 首次提出"取穴只推左手"

"取穴只推左手"是指临床取穴操作时,只选左手的穴位。在小儿推拿特定穴中,左右手的穴位是对称的,推哪只手效果都是相同的,但是当今齐鲁小儿推拿三大流派临证时,都主张"只推左手",这首先是从操作方便的角度确定的。据考,这一习惯源于三字经流派。

中国传统文化,自古就有"男左女右"之分,体现在文化的方方面面,小儿推拿也深受其影响。因小儿推拿的特定穴大都在上肢部,不可避免地要触及"男左女右",故多数推拿古籍中亦体现男女取穴的不同,如三关穴和六腑穴的应用最为突出,几乎所有古籍中对二者的描述都是男女不同的。

如《幼科推拿秘书》云:"侧推大三关……男子左手,从鱼际推到曲池,女子从曲池推往鱼际在右手。皆大补之剂,大热之药也。退六腑:六腑穴,在膀之下,上对三关……若女子,则从大横纹头向里推至曲池以取凉,在右手。医家须小心记之,不可误用,男女惟此不同耳。"[47]《厘正按摩要术》中对"推三关法"和"退六腑法",画出男女相反的图示。《万育仙书》中有"推三关,大热,若女,反此用""退六腑,大凉,若女,反此用"的说法。《小儿推拿直录》中有"推男左手三关六腑图"和"推女右手三关六腑图"。《幼科铁镜》中有:"男左手直骨背面为三关,属气分,推上气行阳动故为热为补;男左手直骨正面为六腑，属血分，退下则血行阴动故为寒为凉……三关阳也，何女以推上为寒为凉……六腑阴也，何女以退下为热为补。"

若遵古法，三关和六腑二穴，男女定位不同，操作方向不同，甚至功效截然相反。直至《推拿三字经》的出现，才首次提出"男女取穴相同，俱推左手"之说。《推拿三字经》说："遵古推，男女分，俱左手，男女同，予尝试，并去恙。"其原文注解："若遵古书推法，男女分左右手也，若推拿左手，男女同是一样的，予尝试过，并无左右之异，一样去病。"这是首次提出男女俱推左手的明证。当今小儿推拿所有上肢部穴位的操作都是用左手，理应源于三字经流派。

5. 用穴规律分析

从徐谦光《推拿三字经》成书至今，该流派临床治疗病种范围日益增大，经过历代传人的努力，临床治疗小儿病症达70多种。不仅治疗常见病，而且对部分疑难病、急重病、传染病，如惊风、脑炎后遗症、癫痫、婴儿痉挛症、脑外伤后遗症、神经损伤性肢瘫、脑发育不全、肠梗阻、新生儿黄疸、先天性巨结肠、百日咳、多发性神经炎等，也有良好的疗效。据临床部分统计资料，治疗发热总有效率为94%；治疗惊风的总有效率为96%；治疗婴幼儿腹泻的治愈率为86%，总有效率为96%；治疗外感咳嗽的治愈率为81%，总有效率为99%；治疗小儿惊证的治愈率为97.5%，总有效率为100%；治疗小儿厌食症的治愈率为95%，总有效率为99%[34]。为了更好地研究该流派的临床特点，对该流派疾病用穴处方进行了归纳分析，疾病的处方见附录1，用穴规律具体见表4-2和表4-3。

表 4-2 《推拿三字经》中穴位出现频次及频率表

穴名	频次（次）	累计频次（次）	频率（%）	累计频率（%）
1. 退六腑	7	7	11.29	11.29
2. 揉二马	7	14	11.29	22.58
3. 推大肠	6	20	9.68	32.26
4. 补肾水	5	25	8.06	40.32
5. 脾土	5	30	8.06	48.39
6. 八卦	3	33	4.84	53.23
7. 拿列缺	3	36	4.84	58.06
8. 天河水	2	38	3.23	61.29
9. 黄蜂入洞	2	40	3.23	64.52
10. 三关	2	42	3.23	67.74
11. 外劳宫	2	44	3.23	70.97
12. 平肝木	1	45	1.61	72.58
13. 合阴阳	1	46	1.61	74.19
14. 一窝风	1	47	1.61	75.81
15. 洗皂	1	48	1.61	77.42
16. 清胃	1	49	1.61	79.03
17. 揉板门	1	50	1.61	80.64
18. 清肺	1	51	1.61	82.26
19. 清膀胱	1	52	1.61	83.87
20. 清小肠	1	53	1.61	85.48
21. 四横纹	1	54	1.61	87.10
22. 捣小天心	1	55	1.61	88.71
23. 阳池	1	56	1.61	90.32
24. 分阴阳	1	57	1.61	91.94
25. 推五经穴	1	58	1.61	93.55
26. 运水入土	1	59	1.61	95.16
27. 运土入水	1	60	1.61	96.77
28. 天门入虎口	1	61	1.61	98.39
29. 五指节	1	62	1.61	100.00

如表 4-2 所示,《推拿三字经》中出现频率最高的穴位前 6 位分别是:退六腑 7 次,揉二马 7 次,均占 11.29%,并居第一;推大肠 6 次,占 9.68%,居第三;补肾水 5 次,脾土 5 次,均占 8.06%,并居第四;八卦 3 次,占 4.84%,居第六。此 6 个穴位中,比较其穴位的性质,揉二马、补肾水、脾土 3 穴属"补",退六腑 1 穴属"泻",推大肠、八卦 2 穴属"平补平泻"。可以推测,徐谦光在《推拿三字经》中多使用补益之穴。

表 4-3 《李德修小儿推拿技法》中穴位出现频次及频率表

穴名	频次(次)	累计频次(次)	频率(%)	累计频率(%)
1. 平肝	80	80	13.54	13.54
2. 天河水	60	140	10.15	23.69
3. 二马	54	194	9.14	32.83
4. 清补脾	52	246	8.80	41.63
5. 清胃	48	294	8.12	49.75
6. 清肺	39	333	6.60	56.35
7. 八卦	38	371	6.43	62.78
8. 外劳宫	36	407	6.09	68.87
9. 清补大肠	21	428	3.55	72.42
10. 六腑	19	447	3.21	75.64
11. 四横纹	19	466	3.21	78.85
12. 五指节	17	483	2.88	81.73
13. 小天心	14	497	2.37	84.10
14. 板门	13	510	2.20	86.30
15. 阳池	11	521	1.86	88.16
16. 补肾	11	532	1.86	90.02
17. 清小肠	10	542	1.69	91.71

（续表）

穴名	频次（次）	累计频次（次）	频率（%）	累计频率（%）
18. 清大肠	8	550	1.35	93.07
19. 三关	7	557	1.18	94.25
20. 运水入土	5	562	0.85	95.10
21. 清脾	5	567	0.85	95.94
22. 补脾	5	572	0.85	96.79
23. 一窝风	4	576	0.68	97.47
24. 列缺	4	580	0.68	98.14
25. 清补心	2	582	0.34	98.48
26. 黄蜂入洞	2	584	0.34	98.82
27. 合谷	2	586	0.34	99.16
28. 补肺	2	588	0.34	99.50
29. 小横纹	1	589	0.17	99.67
30. 五经	1	590	0.17	99.83
31. 分阴阳	1	591	0.17	100.00

如表 4-3 所示，《李德修小儿推拿技法》中出现频率最高的穴位前 6 位分别是：平肝 80 次，占 13.54%，居第一；天河水 60 次，占 10.15%，居第二；二马 54 次，占 9.14%，居第三；清补脾 52 次，占 8.80%，居第四；清胃 48 次，占 8.12%，居第五；清肺 39 次，占 6.60%，居第六。此 6 个穴位中，比较其穴位的性质，平肝、天河水、清肺、清胃 4 穴属"清"，二马 1 穴属"补"，清补脾 1 穴属"平补平泻"。李德修临证用穴使用频率高的多属清泻之穴，故后世医家多认为该流派临证"以清法见长"。

6. 关于"以清法见长"

多数研究者都提出该流派临证具有"以清法见长"的特点，

如《幼科推拿三字经派求真》一书中总结"以驱邪为先,临证多用清法";《汉英对照三字经流派小儿推拿》中总结"治疗中以清为主";更多的文章将"以清法见长"和"取穴少,用独穴"作为该流派最突出的特征。

笔者研究发现,在该流派创始人徐谦光所著《推拿三字经》中,用穴未见"以清法见长"的痕迹,虽然很多的穴位使用清法频率较高,如清肺、平肝、清大肠、清胃等,但之前有铺垫,之后有解释为何用"清法"。如"平肝木,补肾脏",释为"肝为将军之官,可平不可补,虚则补其母。肾为肝之母,乃水生肝木也"。又如肺气虚型喘嗽,之所以用"清肺",因"肺虚则气必逆,必须清之固呼吸满也"。书中提到的穴位并非都是诸穴的"清法",相反,出现频率最多的穴位,其性质属"补",见表4-2。

该流派代表人物李德修在《李德修小儿推拿技法》中主张"补法与清法须掌握正确……实则用清,虚则用补。实中虚则用清补……用清法太多,须防正气受伤,也须酌用补法,以善其后"[37]。可见李德修在临证时的指导思想也并非是"以清法见长",只是表4-3显示的出现频率最高的前6个穴位中,平肝、天河水、清胃三穴确实属于清泻之穴,占半数。可以推测,该流派后世弟子在传承过程中,临证渐渐使用"清法"了。如三字经流派第二代弟子赵鉴秋在《幼科推拿三字经派求真》中提出:"故治病处方,实则用清,虚则用补,实中夹虚用清或清补,虚中夹实用清补。反映出以驱邪为先,临证多用清法。"[48]葛湄菲在《汉英对照三字经流派小儿推拿》中指出:"小儿患病,实证、热证居多,故该流派治病取穴以清法为主,主张驱邪为先。临床常用穴肝经穴、肺经穴、胃经穴、大肠经穴均少做补法,清天河水、退六腑常用,而推三关少用。"[49]于是,后世很多文章中也将"以清法见长"作为该流派的特色之一。

笔者认为,该流派在创始之初,其学术思想中还是以"补益"为主,至于出现当今盛行的"以清法见长"的思想,究其原因,一是流派传承过程中的理解差异,二是当今疾病谱的改变。

7. 提出"平肝、清肺、推天河水"三穴合用

该流派在临证取穴配伍时,善于将"平肝、清肺、推天河水"三穴合用。李德修认为"肝非极虚不能妄用补法……宜平而不宜补",又认为"肺非极虚不宜妄补,补则呼吸满闷"。故在临床上,对于"肝穴""肺穴",李德修多使用清法,称之为"平肝""清肺"。李德修又主张若心经有热,以"推天河水"代之。"推天河水"主治心经有热,用此穴清心火,也可退热发表,常与平肝、清肺配合使用。所以该流派提出"平肝、清肺、推天河水"三穴合用,其在治疗当中是最多、最主要的用法。"平肝、清肺、推天河水"三穴合用,临床多用于治疗呼吸道疾病,如退热,此三穴都有解表退热的作用;如治疗麻疹,此三穴配合有解表发散的作用,可以助疹外透,并能制止发热上冲,且可防止并发肺炎;如已发生肺炎,此三穴仍然对症。

此三穴的合用也反映了该流派治病"用小方"的特点,"组药而为方,定治而为法",根据临床用穴规律,发现该流派善用小方,治疗各个系统的疾病都会有一个基本方,称"主穴",然后再根据具体情况化裁加减,称"配穴"。该流派拟定出治疗小儿常见病的基本方,如"外感病,肺系疾病基础方常用清肺平肝、天河水;脾胃病基础方常用八卦、清胃、天河水;脑病、

惊风基础方常用阳池、二马、小天心等"[39]。使后学者学习起来简便轻松,这也是三字经流派小儿推拿广为传播,影响深远的原因之一。

四、流派传承

（一）传承谱系

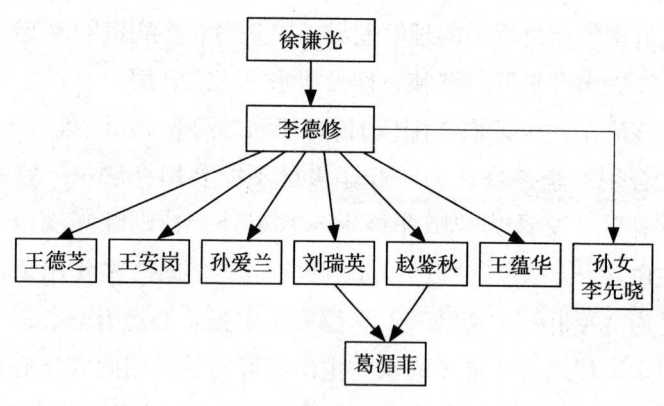

三字经流派传承谱系图

1. 创始人——徐谦光
2. 第一代传人——李德修（代表人物）
3. 第二代传人

王德芝、王安岗。据赵鉴秋口述：为响应山东省卫生厅"继承抢救老年中医"的政策，青岛市中医医院分别于1962年、1963年指派王德芝和王安岗跟随李德修学徒，成为李德修有名分的正式弟子。目前，王德芝已去世，有生之年未收徒。1963年，青岛市中医医院指派王安岗为李德修的正式弟子，跟随其学徒。王安岗曾是一名"小八路"，在当时的历史条件下，王安岗虽说是有名分的正式弟子，但出师后并未从事小儿推拿，"文革"后，王安岗因身体原因调离中医儿科，在青岛市中医医院理疗科工作至退休。

孙爱兰、刘瑞英。据赵鉴秋口述，孙爱兰和刘瑞英均为青岛市中医医院中医儿科的护士，建院初期，医院领导安排她们跟随李德修学习小儿推拿技术。虽无明确师承关系，但是二人跟随李德修学习小儿推拿的时间最长，其临床诊治和推拿手法均在李德修亲自指导下完成，应该是得其真传。目前，二人已故，有生之年未收徒，其后人亦未继承此业。

赵鉴秋[50]（1939—），山东莱西市人。1958年毕业于济南卫校，1960年师从山东省儿科名医鹿瑞芝，是山东省首批"名师高徒"。1963年调入青岛市中医医院中医儿科工作，跟随小儿推拿名医李德修先生学习小儿推拿。据赵老师回忆，自己跟随李老先生学习小儿推拿三年有余，李德修老先生的言传身教让她的医术大增，赵鉴秋曾经是青岛市中医医院中医儿科第三任科主任，她继承和发展了三字经小儿推拿流派。赵鉴秋不但用小儿推拿治疗儿科常见病、多发病，治疗疑难杂症亦疗效甚佳，尤其善治小儿惊风、脑瘫等。发表文章多篇，著有《幼科推拿三字经派求真》一书，在推拿界影响非常大。

王蕴华是青岛市中医医院中医内科的一名医生。据赵鉴秋口述，1958年山东省卫生厅确定李德修为山东省"继承抢救老年中医"后，1962年王蕴华被指派整理李德修的学术思想，历时半年，系统整理了他的临床经验，保留了许多珍贵资料，于1981年整理成了《李德修小儿推拿技法》。此书为内部发行，被公认为是三字经流派最有学术价值的书籍。可以说，王蕴华在三字经小儿推拿流派文献整理过程中做出了巨大的贡献。

4. 第三代传人

葛湄菲，女，据其本人自述，1983年毕业于山东中医学院（现山东中医药大学），分配至青岛市儿童医院，被院领导派往青岛市中医医院学习小儿推拿，当时跟随刘瑞英学习小儿推拿5个月，后回到单位一直不间断地从事小儿推拿。2001年调入青岛市中医医院中医儿科，任第四任科主任，走上三字经小儿推拿流派的传承研究之路，为三字经小儿推拿流派的传承做出了贡献。她系统整理了三字经流派的源流，理清了该流派的创始、起源与发展，通过著书立说，申报课题，发表文章并获奖等形式扩大了该流派的影响。如2008年"三字经流派小儿推拿临床技术研究"通过青岛市科技成果鉴定，2009年课题"三字经流派文献整理研究"荣获山东中医药科学技术三等奖；发表论文《徐谦光与〈徐氏锦囊〉》《徐谦光生平及〈推拿三字经〉简介》《小儿推拿名家李德修》《三字经推拿流派的起源与发展》《三字经流派小儿推拿与其他流派的比较》等等。青岛市海慈医疗集团成功将"三字经小儿推拿"申报为青岛市非物质文化遗产，注册了"三字经"商标；将青岛市海慈医疗集团中医儿科发展成为三字经小儿推拿流派的基地，并以"三字经"为科室文化的核心。

李先晓，因著《李德修小儿推拿秘笈》而为人所晓。据调研得知，李先晓是李德修的嫡孙女，但其本人并不从事小儿推拿，其著作内容大多是沿袭王蕴华所著的《李德修小儿推拿技法》，王蕴华之子也是该书作者之一。

（二）文献传承

1.《推拿三字经》

清代徐宗礼（字谦光，号秩堂）著，成书于清光绪三年（1877年）。又名《徐氏锦囊》《徐谦光推拿全集》《推拿传家宝三字经》《推拿小儿全书》。笔者对此书进行了考证，结果如下。

《徐氏锦囊》[31]是徐谦光所著，成书于同治十三年（1874年），是有关推拿、脉诀、用药等方面的医学专著。书后跋曰："徐秩堂，五年工集此本，愿吾后世，以为至宝。"为了后人学习的便捷，徐谦光在《徐氏锦囊》的基础上，于清光绪三年（1877年），编著了《推拿三字经》一书。此书"手抄本目前仅存于山东中医药大学图书馆，徐氏家族并无此书"[30]。

《推拿三字经》，据《中国医籍大辞典》[51]载，此书现存的版本有两种，一是"李德修藏抄本"，二是"1958年青岛市中医院据此油印本"。《中国医籍续考》[52]也载此书现存的版本同上，也是"李德修抄本"和"1958年青岛市据此本油印本"，《中国中医图书联合目录》未载。

《徐谦光推拿全集》和《推拿传家宝三字经》，据《中国中医古籍总目》[53]载，此二书均为"据抄本复制本"，现藏于中国中医科学院图书馆。

《推拿小儿全书》，此书是笔者在山东中医药大学图书馆古籍书库中见到，手抄本，书中的序名为"推拿三字经序"，署"光绪丁丑春仲登州宁海徐宗礼字谦光号秩堂公自著"。手抄本内容全面，有序，有医理，有穴位及其应用，并配以清晰的图示。书中无目录，开始部分为三字一句的歌诀，读起来朗朗上口，且每句都有注释；此书后篇有脉学的内容，可以看出作者有深厚的中医功底，其学术价值非常高。

综上，《推拿三字经》一书，是清代徐宗礼（字谦光，号秩堂）所著，成书于清光绪三年（1877年）。此书有两个版本，一是"李德修抄本"，现存于山东中医药大学图书馆古籍书库，书名为《推拿小儿全书》；二是"1958年青岛市据此本油印本"。《徐谦光推拿全集》和《推拿传家宝三字经》，此二书均为据

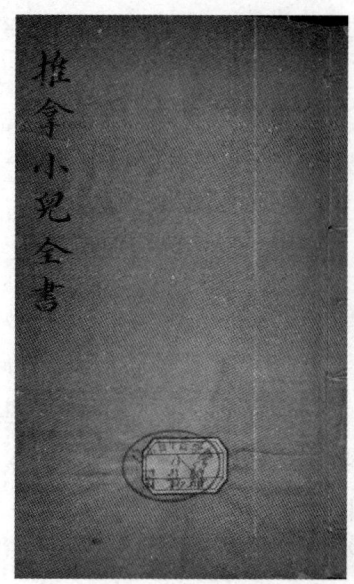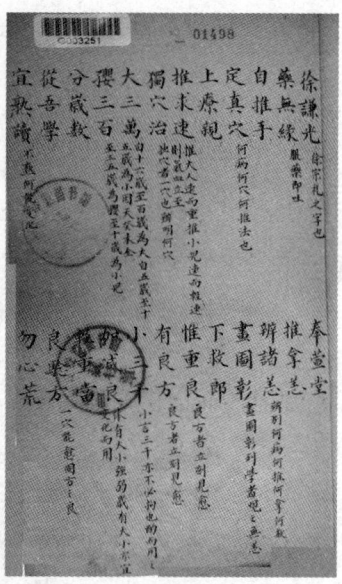

图4-7　山东中医药大学图书馆馆藏《推拿小儿全书》书影

抄本复制本，疑即山东中医药大学图书馆抄本复制更名而成，现藏于中国中医科学院图书馆。

2.《李德修小儿推拿技法》

王蕴华著，1981年成书，内部发行，是据李德修毕生的临床经验系统整理而成。作者在前言中说："李德修医师继承了清光绪年间徐谦光推拿学派而有所发展，毕生从事推拿治疗……在具体操作中，随时记录李医师的技法参照徐氏原书以作印证，有时甚至用手式问答，彼此会心一笑，作为肯定。"[54]此说充分说明作者著述此书是严谨认真的。此书除前言和编后记外，共分三部分，第一部分是"理论"，阐述了李德修的诊法、治法等学术思想；第二部分是"手法与穴位考订"，阐述了李德修的常用手法6种,常用穴位42个;第三部分是"临床实践",阐述了李德修临床诊治的疾病。此书完整、系统地记录了李德修的临床经验,成为三字经流派的代表著作。

3.《幼科推拿三字经派求真》

赵鉴秋编著,1991年于青岛出版社出版。作为第一部正式出版的整理三字经流派理论的著作,此书意义重大。正如前言说:"李老生前曾希望将毕生经验著书留世。不料于1972年,他夙愿未偿便与世长辞……作为小儿推拿三字经派的传人之一,应当将李德修老师的宝贵经验和个人的临床体会,整理成篇,启迪后学,造福儿童,弘扬三字经派医术。这是神圣的历史使命和责无旁贷的社会责任,也是对恩师教诲的最好报答……几经寒暑,三易其稿,写成此书。"此书一经面世,在小儿推拿领域产生了极大影响,以至后来的三字经流派的著作也大都源于此书。

4.《李德修小儿推拿秘笈》

李先晓主编,作者是李德修之孙女,2010年3月由人民卫生出版社出版。此书是李德修逝世38年后[55],其后人为他正式出版的著作。内容与王蕴华所著之《李德修小儿推拿技法》相近,但内容删减了许多。其中首次刊有李德修的照片。

5.《汉英对照三字经流派小儿推拿》

葛湄菲编著,叶晓翻译,2008年8月由上海科学技术出版社出版。因是汉英对照,书中内容颇为简洁,但都源于《李德修小儿推拿技法》和《幼科推拿三字经派求真》。此书首次将三字经小儿推拿流派的学术译成英文。

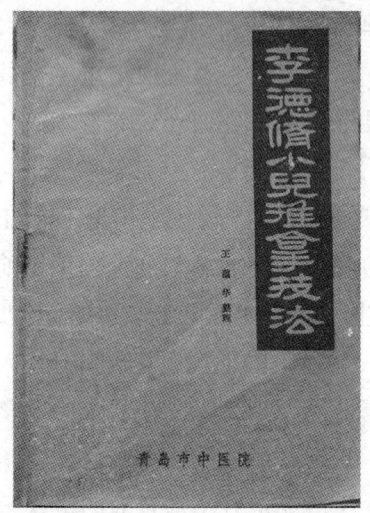

图 4-8 《李德修小儿推拿技法》

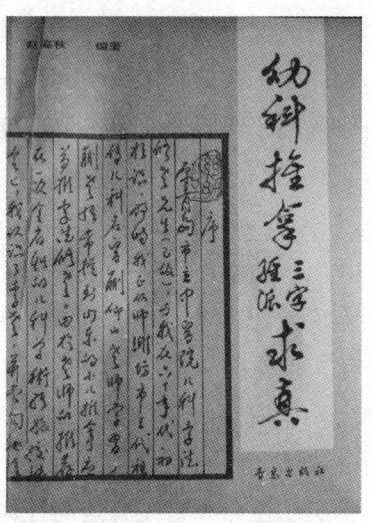

图 4-9 《幼科推拿三字经派求真》

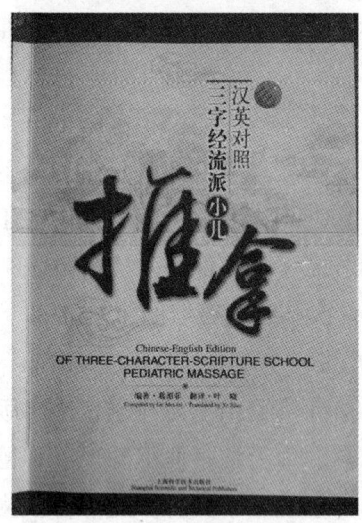

图 4-10 《汉英对照三字经流派小儿推拿》

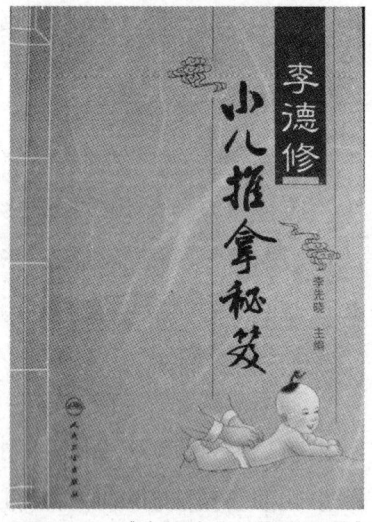

图 4-11 《李德修小儿推拿秘笈》

（三）流派影响

1. 注册"三字经"商标

2007年，青岛市海慈医疗集团成功注册了以三字经流派推拿为核心的绿色医疗图样商标（国家商标局颁发的商标注册证〔4031909〕）。

商标的整体轮廓为一个地球，其中含有阴阳鱼，白色圆圈又似冉冉升起的太阳，陪衬着大自然的绿，展示的是蓬勃向上的自然生机，意味着中医儿科在博大精深的中医文化中不断上升、不断发展、不断壮大，暗含着用手托起孩子健康灿烂的未来；倾斜的手掌有一定的力度与动感，三根平行的手指突出"三"字，代表三字经流派推拿；阴阳鱼和八卦代表传统的中医文化，寓意为在继承传统中医文化的基础上，运用独具特色的三字经流派的推拿技术。

2. 影像资料

1986年，农业电影制片厂拍摄了该流派治疗6种儿科疾病的影片《小儿推拿》。该片荣获科教片"白鹤奖"三等奖。

第二节　张汉臣小儿推拿流派

一、创始人——张汉臣

张汉臣[6,19]（1910—1978年），字新棠、贻桐，赓戌。山东省蓬莱县南司街人。有8年私塾学习经历。少年时即随师学习中医内科，熟读《黄帝内经》《伤寒论》《金匮要略》等古典医籍及中医儿科和小儿推拿名著，如《小儿推拿广意》《幼科铁镜》《幼科推拿秘书》《小儿推拿方脉活婴秘旨全书》《幼科集要》《厘正按摩要术》等。习医期间，为使患儿免受服药、打针的痛苦，于1925年拜本县小儿推拿名医艾老太为师，自此，主要致力于小儿推拿。1930年独立行医。1933年在大连、青岛(先后在北乐陵路45号、84号)行医，开设张汉臣儿科推拿诊所。1950年获卫生部颁发的中医师证书。1951年入青岛市中医进修学校学习，因其学业优良，毕业后被校方聘任为第二、三届辅导员。1952年参加青岛市铁路交通检疫站工作，因工作出色，被评为山东省卫生模范。1954年参加防疫宣传工作，被评为青岛市卫生模范。1955年加入青岛医学院附属医院婴儿瘫抢救小组，工作了3个月，配合西医治疗了大量患者。1957年被聘入青岛医学院中医教研组及青岛医学院附属医院中医科，成立推拿室，负责教学及医疗。1959年到小儿科，组建小儿推拿室，开展小儿推拿疗法，负责教学及医疗工作。1962年被山东省卫生厅认定为山东省名老中医，其推拿手法被誉为"张汉臣推拿法"，被全国中医学院用作录像教材，并被北京科技电影制片厂收入《齐鲁推拿术》科教片。

中国近代的文化总趋势是西学东渐，中学自强，医学领域尤其如此。近代中国医学史的核心问题是中西医的比较与抉择。西方医学的大规模进入，形成了国内中医、西医两种医学体系并存的局面，因而，通过比较并做出抉择便成为中国医学界必须面对的重要问题。张汉臣受聘于青岛医学院附属医院（现为青岛大学医学院附属医院），这是一家三级甲等现代医院，入院初，其推拿技术及效果不能被西医大夫理解甚至受到排斥，在此背景下，他和当时所有地方中医一样，刻苦钻研医理，提高诊疗技术水平以自强自立。中西医学的竞争，促进了他学术的发展。

据其弟子口述，他一心扑在工作上，每日除门诊病人的治疗外，大部分时间均在病房住院患儿身边。因是单纯推拿治疗，每位患儿一般每日要推拿 2~3 次，若有重病人，他不分昼夜都会守护在病房，随时给病人治疗。他用两只手治好了大批病人，以自己的医术赢得了病人家属的好评、领导的重视和同事的信任。仅 1957 年至 1958 年 10 月，共治疗病人 16 619 人次。对常见病、多发病，如呕吐、营养不良、脱肛、痢疾、感冒、鞘膜积液、肺闭、结膜炎、新生儿黄疸、硬皮病等治疗效果满意。总结报告了 34 例百日咳的推拿治疗，平均推拿 8~17 次，治愈率达 79.4%，好转 14.7%，无效 5.9%；小儿鞘膜积液 7 例，除 1 例中断治疗外，其余 6 例平均 6~10 次治愈；消化不良 15 例（1958 年 1~8 月），治愈率 100%；轻、中度肺炎经 7~10 天推拿治疗，基本达到治愈；另外对儿童语言障碍等症的治疗也收到了不同程度的效果。1958 年 10 月，应用针灸推拿治疗眼内出血 6 例，青岛医学院附属医院作了"关于针灸、推拿治疗眼内出血之疗效"总结报告。从此，小儿推拿在青岛医学院附属医院打开了局面，受到了重视，在青岛市的影响也日益显著。张汉臣既借鉴于前贤的经验，又吸收了当代同道之长，加之长期的临床实践，逐步形成了自己的推拿风格及流派特色。

他的学术经验主要体现在 3 个方面。第一，诊断方面，首先，重视望诊，擅长望面色和望鼻。他认为"无论哪种面色，正常情况下都应略带黄色，否则没胃气"。提出"面带新滞色为外感，病邪在表或半表半里；沉滞色为久病，病邪入里""五色与四时之色逆，当病"。他还强调"鼻准头属脾，形饱满为脾功能好，即消化吸收好。鼻翼属胃，两翼饱满为胃容量大，平时食量多。两翼根色黄而硬为脾胃气滞，证多见溢乳或乳食不化。鼻孔赤伴清涕绵绵，为肺胃具热，证见大便干而恶臭，水冲即散，平时多食易饥"等。其次,采用中西医结合的诊断方法,如他认为"下唇粘膜散在鱼子样颗粒,蛔虫可验,发热2~3天见两颊粘膜有散在白点,为麻疹预兆。腮腺管口红肿如粟,为痄腮之证"。又如在他的"审苗窍"中增加"望咽喉",因"咽接三脘以通胃腑而咽物,喉通五脏以系肺而通呼吸;二者为饮食呼吸出入之门户,对人体关系重大。所以临诊必须检查咽喉"[56]。第二,治疗方面,他主张"扶正"为主,严守"补虚扶弱"和"补泻兼治"的治法。第三,手法与取穴方面,常用手法10种,并独创"捏挤法";独创"肾纹""肾顶""新建""新设"4穴,其中肾纹和肾顶已被收录教科书(新世纪普通高等教育"十一五"国家级规划教材《推拿学》)中。手法操作要求持久有力,均匀柔和,因人因证而异。

张汉臣为人谦和,善于思考,为小儿推拿事业的发展做出了卓越的贡献,是将小儿推拿与现代实验研究相结合的先驱。1961年,他在青岛医学院生理教研室吕运明教授的协助下,对补脾穴和逆运内八卦穴分别进行了探讨,共进行了3个实验,这就是现代小儿推拿史上很有影响的三大实验:①中医推拿补脾穴对正常人体胃液分泌影响的初步观察;②中医推拿补脾穴和逆运内八卦穴对正常人体胃运动影响的初步观察;③中医推拿正常人补脾穴对蛋白质和淀粉消化能力影响的初步观察。并于1962年都发表于《青医学报》上。这3个实验为以后开展儿科推拿实验研究工作提供了借鉴。

张汉臣生前带徒21人,并通过办学习班及接受医院进修生等形式为省内外培养小儿推拿人才1 500多人,曾用自编教材为青岛医学院9届本科学生及省市中西医结合班授课400多学时,并将几十年临床、教学心得撰写成《小儿推拿学概要》《实用小儿推拿》2部专著，由人民卫生出版社出版，先后印刷达25万余册。此后又撰写《儿科推拿方剂学》(《儿科推拿配穴学》)、《农村儿科推拿手册》《张汉臣儿科推拿经验录》等手稿，手稿均由其子保存。同时还在有关杂志发表论文10余篇。

二、流派特征

（一）诊法特点

1. 重视望诊，擅长望面色及望苗窍

该流派诊病非常重视望诊。儿科自古称为"哑科"，患儿往往难以通过问诊、切诊获得确切的诊断依据，故张汉臣提倡遵古训，望闻为主，问切为辅，综合其他症状，进行分析辨证。张汉臣经过多年的临床实践，潜心于望诊，经验相当丰富，深受同行的敬重，也引起中西医专家的反思，在国内外颇有影响。该流派的望诊内容比较全面，且极具特色。主要特点是："望神"可了解疾病的预后和转归；"望形"可辨虚实及父母身体状况；"望发"可预知先、后天发育营养情况；"望面色及光泽"可知疾病所在，五色鲜、陈表示疾病的浅、深；"望苗窍"包括望目、耳、口、鼻、前后阴，通过五官的形态及色泽，可辨脏腑的健康状况。张汉臣流派最具特色的望诊特点包括以下几个方面。

（1）望面色及光泽

该流派最擅长望面色及光泽。"色是指青、黄、赤、白、黑等颜色；泽是指荣润枯槁，鲜明暗晦光彩而言。面色是指各种色泽，它是脏腑气血的外荣，亦是疾病变化的表现。因此根据不同的色泽，结合病情，可以看出疾病的发展和预后。"[57] 古人把颜面部化为五位，以配五脏：额部属心，下颌属肾，左颊属肝，右颊属肺，鼻属脾。五脏各主其色，以部位所见之色，相生者为顺,相克者为逆。张汉臣谨遵古训,认为人以胃气为本,无论哪种面色,正常情况下都应略带黄色。尤其指出"面色五位色鲜为新病,其症轻;五位色暗浊为久病,属重病"[57]。

临诊非常重视主色与客色,病色与气色的关系。该流派认为"主色"是指正常黄色或黄色偏于某种颜色的面色,因为我国人多数是黄种人,皮肤发黄,且主色是一生不变的。"客色"是指人的皮肤尤其是面色,会随外界环境和工作条件的改变而变化,随四季气候的变化而变化。正如《医宗金鉴·四诊心法要诀》云:"五脏之色,随五形之人而见,百岁不变,故为主色也。""四时之色,随四时加临,推迁不常,故为客色也。"

古人认为色可以从4个方面来认识:"一是晦暗枯槁,二是鲜明暴露,三是某色独呈,四是太过不及。不应时应位,皆为病色。"[58]该流派提出"滞色"一词,并认为"滞色"是病色的一种,表现为面部皮肤不舒畅,常见于外感疾病。还指出"滞色"有新、陈之分:新滞色浅,疾病在表,或者半表半里,一般邪入仅1~2天,易解;陈滞色晦暗,一般邪入3天以上。

(2)望苗窍

望苗窍是小儿望诊中最重要的一环。所谓苗窍,即五脏之开窍于头面五官及前后二阴。包括目、耳、口、鼻、舌、前阴、后阴七窍。通过望苗窍的形态及色泽辨其脏腑的功能正常与否。

该流派望苗窍最有特色的是望鼻。认为:"鼻居面中央,是脾的位置,又是肺窍,是面部的重要器官,是五官的先始。"正如《望诊遵经》云:"五官先生鼻……盖鼻者,形之始也,气之门户也。"张汉臣的"望鼻"在望诊中具有指导意义,认为鼻代表脾胃的功能,且"鼻大为佳,鼻大者脏气有余,鼻小者脏气不足"。望鼻的具体内容包括三方面。①鼻准翼:鼻部准头为脾,两翼是胃,鼻梁属肺。准头及鼻翼的形足够大(即准翼大)说明人的先天脾胃功能好,加之有色有泽,是健康的标识,表现为食量正常,消化吸收好,生肌肉,健康精神爽。若准头色泽俱佳,翼部色泽差,小儿虽乳食量减少,但肌肉仍不见瘦。如翼部色泽俱佳,准头色泽差,则食量正常或增加,但不生肌肉,或有泄泻之症状。如准头形小,鼻翼大,则吃得多但吸收差,不会胖,反之,鼻翼小,准头大,则吃得不多,但能长肌肉。总之,若鼻准鼻翼形够,终生消化吸收有保障。至于色泽则是暂时的。正常应微黄光亮,色青无泽为胸中有饮疾,紫为时疫病患,色红为脾经热;色黄无泽、白点散在为脾气虚,症见泄泻等;两翼根色黄而硬为脾胃气滞,多见溢乳或乳食不化。鼻梁属肺,形饱满平时少患咳喘疾患;形差、色青暗为肺有痰饮易生咳喘。鼻孔赤伴清涕绵绵,为肺胃俱热,见大便干而恶臭,水冲即散,多食易饥。②山根:又称二、三门,位置在两眼之间,若见青筋横截(先天有青筋不算),为伤乳食。山根所现青筋颜色的深浅,可判断伤食的时间,一般认为色浅、鲜者病在2~3天之内,病轻易治;色深晦暗,则是3天以上,治疗时间较长。③年寿:又称延年,为鼻梁最高点(山根下),该流派主要用来做诊断,看有无胃气。年寿微黄有泽,为正色,病重时色青灰或青黑,无泽。若二目不开或开而不合,睛珠昏朦,呼吸气微,奄奄一息,唯独年寿或鼻准微黄有泽,此类情况虽病但仍有生气,可救,因此不能放弃治疗;因为准头及年寿二穴属土,土为万物之母,后天之本,有黄色为有生气,需抢救治疗。

望苗窍的其他内容,如望耳、唇、口、齿、舌等,还有望指纹,望二阴、二便,望手足等,临床也极具价值。该流派的望诊内容全面、朴实、有效,是张汉臣尽毕生之力得出的经验。

2. 望诊源于《厘正按摩要术》

张汉臣流派望诊方法全面而实用。经笔者研究和调查发现,其望诊思想基本源于《厘正按摩要术》[59]。《厘正按摩要术》是一部治疗小儿疾病的按摩专书,为清代小儿按摩医家张振鋆撰于清光绪十四年(1888年)。振鋆,名筱衫,字醴泉,振鋆为其号,别号惕厉子,清代宝应人。在笔者访问中,该流派传人田常英说:"临床张老用望诊,感到很神秘,但也不敢问老师从哪里知道的,怕老师不高兴。自己退休后看看推拿的名著,尤其《厘正按摩要术》里,不论什么都有出处,从这一点,找到了引路,顺藤摸瓜,找到《医宗金鉴》《金匮要略》《望诊遵经》《中医面诊》《中医基础理论》等书籍,都能查到他常用的望诊方法,可见老人家确实继承了中医学四诊中的望诊方法了。"张汉臣代表作《实用小儿推拿》[60]中有大量证据显示其望诊方法源于《厘正按摩要求》。望苗窍是张汉臣流派望诊中最重要的一部分,我们以望苗窍为例对比如下,见表4-4。

表4-4 《厘正按摩要术》与张汉臣流派望诊部位及内容比较表

	《厘正按摩要术》		张汉臣流派
察耳	其中有一幅"耳背图",图下附有说明:"耳珠属肾,耳轮属脾,耳上轮属心,耳皮肉属肺,耳背玉楼属肝""耳痛、耳肿、耳聋者,皆主胆病""凡发热,耳筋出现紫黑赤白皆凶"	望耳	"耳为肾窍,为五脏所结。耳珠属肾,耳轮属脾,耳上轮属心,耳皮肉属肺,耳后玉楼属肝""耳痛、耳肿、耳聋、为胆经有病""在热病时,耳之筋色紫、黑、白、赤的,其病多凶"

（续表）

	《厘正按摩要术》		张汉臣流派
察唇口	"唇红而吐，胃热也。唇白而吐，胃虚也。唇色平常而吐，作伤胃论""凡唇口肿赤而齿焦者，是热极……凡唇口青黑者，是寒极"	望唇口	"在临床上见唇红而吐的是胃热，唇白而吐的是胃虚，唇色正常而吐的多为伤食""唇口色赤而肿的为热甚，唇口均青黑的为冷极"
察齿	"齿为骨，骨者，肾之余也，上齿龈为足阳明胃络，下齿龈为手阳明大肠络，载在《内经》""齿光燥如石者，胃热也""咬牙啮齿者，湿热化风为痉病""齿缝流血者，胃火冲击则痛，如不痛则出于牙根，肾火上炎也"	望牙齿	"齿为骨之余，肾主骨。又胃脉络于上赤龈，大肠脉络于下齿龈，均属阳明""齿色光燥为胃热甚；咬牙啮齿，为温热痉病""齿缝流血而痛的，为胃火上冲；牙龈出血而不痛的，为肾火上炎"
察鼻准	"鼻孔为肺窍，干燥，热也；流清涕，寒也；流浊涕，热也。鼻准属脾，红燥，脾热也；惨黄，脾败也""鼻色青，主吐乳，又主腹中痛""鼻色燥黑如烟煤者，阳毒热极也。若鼻孔黑润出冷气者，为阴毒冷极""鼻孔扇张，以及出气多，入气少者，皆无治""鼻扇有虚实新久之分，不可概言肺绝。若初病即鼻扇，多有邪热风火，壅塞肺气使然。若久病鼻扇喘汗为肺绝"	望鼻	"鼻准属脾，鼻翼属胃""小儿唇沟周围及鼻部色青，多见吐乳，如有啼哭不宁，必有腹痛""鼻孔燥如烟煤的，是阳毒热极；鼻孔黑润出冷气的，是阴毒冷极""鼻孔干燥或鼻流浊涕的属热，鼻流清涕的属寒""鼻翼煽张，又有新久之别，如初病鼻煽，多由邪热风火壅塞肺气；久病鼻煽喘汗的为肺绝；若见出气多，入气少，其病多危"

如表4-4所示，张汉臣流派望诊中的"望苗窍"思想都能从《厘正按摩要术》理论中找到，尤其是该流派的"望鼻"内容，集中在"望鼻准"处，与《厘正按摩要术》中"察鼻准"内容如出一辙。此外，他的"望舌""望手足""望指纹"中也有许多内容在《厘正按摩要术》中都有原文记载。综上，说明该流派的望诊理论源于《厘正按摩要术》一书。

（二）治法特点

张汉臣流派的治法特点既全面又有特色，如将中医学中的"治疗八法"融入小儿推拿的治法当中；非常讲究小儿推拿的"补泻"方法；提出具体的治法如"治本法""治标法"和"兼治法"；临证"治病求本"，严守"补虚扶弱"或"标本兼治"。据张汉臣的代表著作《实用小儿推拿》，将该流派的治法特点整理如下。

1. 提出"小儿推拿治疗八法"

"治则，是治疗疾病时所必须遵循的基本原则。""治法与治则有别，是在一定治则指导下制订的针对疾病与证候的具体治疗大法及治疗方法。""治疗大法是针对一类相同病机的病证而确立的，如汗、吐、下、和、清、温、补、消法等八法，其适应范围相对较广，是治法中的较高层次。"[61]

中医学中的汗、吐、下、和、温、清、补、消"治疗八法"，是各个专业临证时遵循的治疗大法。张汉臣流派将这8种治法进行了发挥，融入小儿推拿的治法当中，制定出"小儿推拿治疗八法"作为该流派的基本法则。据张汉臣所著《实用小儿推拿》，将此八法整理如下[62]。

汗法：表实无汗者，应治以开泄腠理，逐邪外出，此谓汗法。用揉二扇门穴和乙窝风穴发汗最为适宜。

吐法：痰涎壅结，或误食毒物尚未到肠时，可速用吐法。用点天突穴和推清板门穴催吐最快。

下法：体内有积滞，应治以下法，荡涤肠胃。用逆运内八卦、推四横纹穴加推清肺金、推退下六腑穴等，可润燥通便。

和法：病在表里之间，气机不调，当用和法。用揉小天心、分阴阳、揉小横纹等穴以和解。

温法：病属沉寒逆冷，当用温法。用揉外劳宫、推上三关二穴以回阳救逆,温中散寒。

清法:邪热炽盛,当用清法。用推清板门、推清天河水二穴,以清热保津,除烦解渴。

补法:体力衰弱、气血亏损者,当用补法。用推补脾土、推上三关、推补肾水等穴以扶正气。

消法:积聚不散,痰涎凝滞者,当用消法。用揉小天心、揉小横纹、揉精宁等穴,可通滞散结攻坚。

"小儿推拿治疗八法"是在中医治疗大法的指导下对病症进行治疗的具体措施和方法,是运用推拿手法治疗儿科疾病的基本原则。张汉臣流派将中医治疗大法融入小儿推拿治疗中,其意义是重大的,不但丰富了小儿推拿学科的理论知识,而且指导了后学之人,如山东中医药大学针灸推拿学专业的自编教材《推拿临床治疗学》[63]中也据此制定出"推拿治疗八法"——温、补、通、泻、汗、和、散、清,以指导临床成人与小儿疾病的治疗。

2. 据面色、滞色定治则

张汉臣擅长望面色,临证常根据小儿的面色定治则,若小儿面青,则病在肝,应先补肾(滋肾养肝法),首选"补肾水穴";面黄,则病在脾,应先补脾(脾黄属本位),首选"补脾土穴";面白,则病在肺,也应先补脾(培土生金),首选"补脾土穴";面赤,则病在心,应先清心,选"清心火穴""清天河水"或"清小肠穴";面黑,则病在肾,应首先补肾(肝肾同源),选"补肾水穴"。如患儿高热时见两腮部色赤,张汉臣认为是"火来烁金",定有剧咳发作,应采用"清心火穴",推1~2次后,多见两腮部色赤消退,同时对剧咳也有缓解。

还根据"滞色"定治则,若小儿面带滞色,为外感疾病,如见新鲜滞色,表示病邪在表,或半表半里,一般来说外邪入侵1~2天,用解表的穴位即解。如见陈旧滞色,表示病邪已入里,且外邪入侵3天以上,治疗要先滋阴清热,再用解表穴,才能顺利解开,否则不容易解表。

3. 据五色与四时关系定治则

古人指出五色与四时的关系:春令木旺,色宜青;夏令火旺,色宜赤;秋令金旺,色宜白;冬令水旺,色宜黑。反之,春令反白色,夏令反黑色,秋令反赤色,冬令反黄色,非其时色,皆当病。张汉臣正是沿用古人五色与四时的关系,结合五行生克理论定治则。指出临床见非时色,要调到正色,如春反白色,则为金克木,调的原则应抑脾肺而滋补肝肾;夏令见黑色,则为水克火,应补脾肺而平肝肾;秋令见赤色,则为火来克金,应滋补脾肺而泻心火;冬令见黄色,则为土克水,应滋补肝肾而泻心脾;长夏见黄色,则为木克土,应滋补脾肺而平肝肾。面部四季均应有微黄色,尤其鼻部,因鼻属土,无黄色说明无土气。因此,一年四季都应略带黄色。

4. 治病求本,注重扶正,严守标本兼治

该流派治病范围广,既有常见病、多发病,也有疑难杂症,更有急症,无论何种病症,该流派都主张以扶正为主,一定要先考虑患儿的正气。这体现了张汉臣临证治病求本的特点。他指出:"取穴配穴,应辨别标本、缓急……或遇标本夹杂,要结合病情的缓急、轻重……分别采用先治、后治、兼治等。"[62]提出3种治法。

(1)治本法:此法适用于本虚标实的病症,如遇到极度虚弱的患儿,或患有很严重的宿疾,虽有新病也必须顾其正气,待正气渐复,再治疗新病。如遇正气衰弱的患儿,感受外邪,虽有高热，亦可采用推"补脾土""上三关"等穴，以扶正祛邪，再行退热之法。

（2）治标法：此法适用于标实本也不虚的病症，若患儿素有宿疾，又感外邪，致表里同病，就应当先治其表。如患儿泄泻不重，突然又发高热，在这种情况下，必须先退高热，可先多揉"乙窝风穴"、按"天门穴"、配揉"小天心穴"以解表邪；再用"分阴阳"和"清板门"二穴，以清热退烧，同时又能温中健脾辅助消化；待高热退后，再配推"大肠穴"以固肠涩便。

（3）标本兼治法：即标本同治。如患儿既有高热，又有大便秘结，可先揉"二扇门穴"发汗，汗出则表解；次推"四横纹"、推"清肺金"及推"退下六腑"等穴，既可润燥通便，又能清热凉血，顺气消胀，汗下并用，表里兼治。又如运用"二扇门穴""乙窝风穴"配"小天心穴"以解表发汗时，因透汗迅速，要加"揉肾顶"穴，以固其表，防出汗过多，而且要求汗出后注意避风。

5. 治疗注重补泻

该流派标本兼治的治法特点，体现了张汉臣临证非常注重补泻的原则。"虚者补之，实者泻之"是中医治疗的基本法则，"补"乃补正气之不足。凡能补充人体物质之不足，或增强人体组织某一功能的治疗方法，谓之"补"。"泻"乃泻邪气之有余。凡是有直接祛除病邪作用，或抑制组织器官功能亢进的治疗方法，则谓之"泻"。推拿治疗与药物治疗不同，无有形的物质进入人体而起到补泻的作用。小儿推拿疗法的补泻包含两方面的因素：一是穴位本穴的特性，二是手法的作用。该流派注重补泻具体体现在，如治疗促使疹、痘迅速透发时，多用"补脾土穴"，但操作时手法宜快，用力微重，以具补中有泻之意。如遇到正气衰弱的患儿感受外邪，出现高热，在采用"补脾土穴"和"推上三关穴"以扶正祛邪时，操作手法的速度要微快和微用力，因患儿兼有热邪，在补法中经微用力和速度微快，乃为补中有泻之意。素体虚弱患儿出现邪实之证时，常补泻同用，达到相辅相成之效。如"二扇门穴"为发汗效穴，若体虚患儿需用该穴时，必须先固表，而后再用汗法，固表多用"肾顶穴"。小儿疾病临床常见虚实夹杂之证，攻则愈虚，补则有闭门留寇之患，该流派活用补泻之法，补中有泻，标本兼治。

（三）手法及取穴特点

根据张汉臣《实用小儿推拿》，该流派的手法和穴位主要有以下特点。

1. 基本手法10种，独创"捏挤法"

（1）推法：医生左手托患儿左手，右手以拇指侧面或食、中二指靠拢推摩选定之部位，则称为推法。推法中分补（由指尖向指根推）、泻（由指根向指尖推）及平补平泻（来回推，又称清法）3种。

（2）拿法：用拇、食二指适当拿住选定部位（穴位所在处），二指反复地增减用力，则称为拿法。

（3）揉法：以拇指、食指或中指按某一穴位左右旋转，称为揉法。顺时针方向揉为补，逆时针方向揉为泻，左右顺、逆旋转揉之为平补平泻。

（4）运法：医生以右手拇指侧面或食、中二指并拢，由某穴起作弧形或环形推运至另一穴，如此反复操作，则称为运。顺运（顺时针）为补，逆运（逆时针）为泻。

（5）掐法：医生以指甲掐压住某一穴位，称为掐法。

（6）按法：医生以拇指指端（或中指指端）在选定部位向下先用缓力按之后，稍停，再继用缓力按之，以后慢慢将手指抬起，称为按法。

（7）点法：医生以拇指或中指，在选定部位向下适当用力叩击，如此反复操作，称为点法。

（8）分法：医生两拇指由选定的部位向两侧分推，如此反复操作，称为分法。

（9）合法：医生两拇指由选定的部位两侧向里合拢，如此反复操作，称为合法。

（10）捏挤法：医生以两手拇、食二指，在选定部位固定捏住，然后再使两手拇、食二指一齐用力向里挤，然后放松，反复操作，使局部皮肤色红或紫红或黑紫为度，称为捏挤法。

在这10种手法中，"捏挤法"是该流派的独创手法，平素用途广泛，能开瘀散结、舒筋活血，适用于头、颈、背、胸、腹等。动作要求协调，速度要稍快，松紧要相兼，以皮肤变色为度。常用的操作包括捏挤大椎穴、捏挤天突穴、捏挤天枢穴、捏挤神阙穴、捏挤背部等。

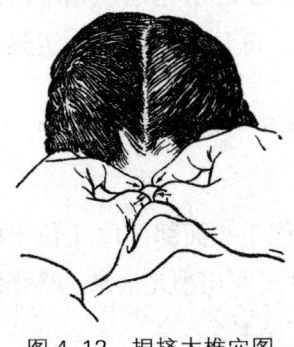

图 4-12 捏挤大椎穴图

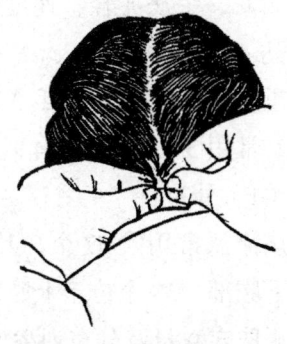

图 4-13 捏挤新建穴图

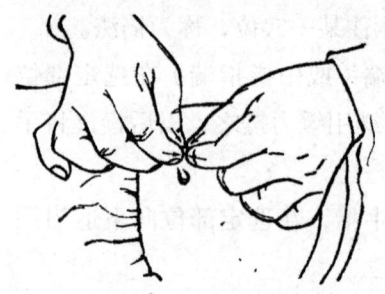
图4-14 捏挤天枢穴图

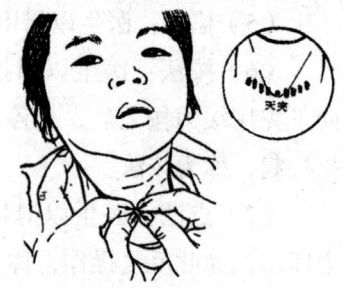
图4-15 捏挤天突穴图

该流派注重"推法"的操作，要求操作时，不要仅用拇指的指间关节活动，应使拇指伸直，以胳膊和肘部移动、向里向外反复操作。注意肩及胳膊等部都要放松，无须用力，使指端微用力，这样操作可以使手法持久。该流派也主张男女均推左手，因左手施术方便，认为男推左手、女推右手是没有科学根据的。该流派对手法操作有一定的要求，提出手法要因人、因病制宜。实热证，手法重，速度快（220~250次/分），一次治疗操作时间短（10~15分钟），每日推拿1~2次；虚寒证，手法轻，速度慢（150~200次/分），一次治疗操作时间稍长（20~30分钟），每日推拿1次或隔日1次；危重病儿，手法尤轻，速度慢（100~150次/分），治疗时间可长达40~60分钟之久。一般病人，每日治疗1次，实热证及危重病人，每日治疗2~3次[19]。

2. 常用57穴，独创4穴

（1）分布

该流派常用穴57个，其中7个位于头面部，12个位于躯干及下肢部，38个位于上肢部。依据《实用小儿推拿》将张汉臣流派取穴数量及分布列举如下，见表4-5。

表 4-5 张汉臣流派取穴数量及分布表

书名	总数	头面部 7 个	上肢部 38 个	躯干及下肢部 12 个
《实用小儿推拿学》	57	百会穴、天门穴、攒竹穴、鱼腰穴、丝竹空穴、黄蜂入洞穴、人中穴	脾土穴、肝木穴、心火穴、肺金穴、肾水穴、少商穴、中冲穴、左端穴正、右端正穴、肾顶穴、肾纹穴、大肠穴、小肠穴、四横纹穴、小横纹穴、板门穴、小天心穴、内劳宫穴、内八卦穴、运土入水穴、运水入土穴、分阴阳穴、合阴阳穴、合谷穴、二扇门穴、精宁穴、二人上马穴、外八卦穴、外劳宫穴、乙窝风穴、总筋穴、列缺穴、阳池穴、曲泽穴、曲池穴、上三关穴、退下六腑穴、清天河水穴	新建穴、大椎穴、天突穴、天枢穴、神阙穴、气海穴、曲骨穴、龟尾穴、风市穴、委中穴、新设穴、涌泉穴

如表 4-5 所示,该流派常用穴共 57 个,大都分布于上肢部,头面部与躯干及下肢部分布较少,说明该流派常用穴以上肢部穴位为主。

(2)独创穴位

张汉臣不但独创 1 种手法,还独创 4 个穴位:肾纹、肾顶、新建、新设。

"肾纹"和"肾顶"二穴,根据《针灸推拿学辞典》中的解释,均出自张汉臣著《小儿推拿学概要》,此书是张汉臣流派第一部正式出版的著作,且二者的位置与功效解释与《小儿推拿学概要》中所载完全相同[64]。说明此二穴确实是该流派的独创穴位。

"新建"穴,根据《针灸推拿学辞典》中的记载,词源有 2 个。一是针灸学中的奇穴名称,出自《新针灸学》和《中国针灸学》,

位置均是"在髋部，股骨大转子高点与髂前上棘连线的中点。左右计2穴"[65]；主治均是"股外侧皮神经炎，股神经痛"。二是推拿穴位名称，出自《实用小儿推拿》，位置"在颈部第2~3颈椎棘突间"；主治"有清咽喉、散结热等作用。用于治疗喉痛、急性喉痹、乳蛾、声带水肿等症"[65]。可见，"新建"穴的2个出处，其位置和主治都不相同，说明此穴名称"新建"不是张汉臣独创，但作为推拿穴位，其位置、功效均与奇穴不同，属张汉臣流派独创穴位。

"新设"穴，根据《针灸推拿学辞典》中的记载，穴名有2个出处。一是针灸学中的奇穴名称，其位置见《新针灸学》和《针灸经外奇穴图谱》，均是"位于项部，第四颈椎横突尖端，斜方肌边缘"[66]；其主治见《新针灸学》《针灸孔穴及其疗法便览》和《实用针灸学词典》，均是主治后头痛、项强、落枕、肩胛疼痛、咳嗽、气喘、咽痛等。二是推拿穴位名称，出自《实用小儿推拿》，位置"在第3~4足趾间隙间，趾蹼缘的上方。此穴用捏法可引腹部之气下行。用治腹胀等症"[66]。说明此穴名称"新建"早已见载于其他医籍，不是张汉臣独创，但作为推拿穴位，其位置、功效均与奇穴不同，属该流派独创穴位。

据以上内容，可以得出结论，该流派所创的"肾纹""肾顶""新建""新设"四穴，其中，"肾纹"和"肾顶"二穴，其穴名、位置和功效均为该流派所独创；"新建"和"新设"二穴，其穴名属奇穴名，不是该流派所独创，但其位置与功效属该流派独创。《实用小儿推拿》对四穴的表述如下。

肾纹穴：在小指第三节横纹处。功用：散瘀，善能引内热外散。主治：目赤，鹅口疮，热毒内陷，内热外寒，高烧时手脚凉，呼气冷等。手法：揉法[67]。

肾顶穴：在小指末端处。功用：收敛元气，固表止汗。主治：自汗、盗汗、解颅、水疝等。手法：揉法[68]。

新建穴：后发际哑门穴下，在第二、三颈椎之间，以指按压本穴处，咽部立觉闷塞不畅。功用：散结热，清咽喉，消嗓子肿痛。主治：嗓子痛，急性喉痹，乳蛾，声带水肿，喉咙嘶哑等。手法：捏挤法，或先用三棱针刺后继用捏挤法，微出血[69]。

新设穴：在第三、四足趾缝间，趾蹼缘之上方。功用：引腹部气下行。主治：一切腹胀。手法：掐法[70]。

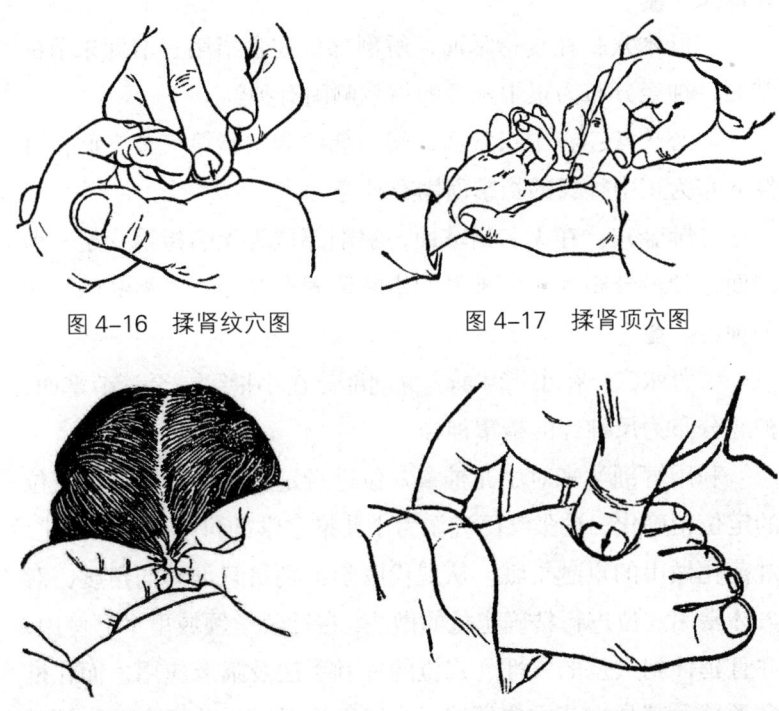

图 4-16 揉肾纹穴图　　图 4-17 揉肾顶穴图

图 4-18 捏挤新建穴图　　图 4-19 掐新设穴图

（注：图 4-12~图 4-19 均出自《实用小儿推拿》）

3. 首次对小儿推拿穴位进行解剖定位

推拿穴位的定位，在历代推拿专著中，主要用体表图示的方法，往往不够精确，对于后学者的传承有很大影响，张汉臣首次将小儿推拿穴位进行了解剖定位研究。《实用小儿推拿》共记载了57个常用穴，每个穴位都有具体的解剖定位。我们以"五经穴"为例，来探讨张汉臣流派对小儿推拿穴位解剖定位做出的重要贡献。

"脾土穴：在拇指外侧缘，解剖部位为拇指基节指骨及末节指骨桡侧缘，神经分布为正中神经的指掌侧总神经桡神经浅支。

"肝木穴：在食指掌面，解剖部位在食指第三节即末节的掌面，神经分布为正中神经的指掌侧固有神经。

"心火穴：在中指掌面，解剖部位为中指第三节掌面，神经分布为正中神经的指掌面固有神经。

"肺金穴：在无名指掌面，解剖部位为无名指第一至三节掌面，神经分布为正中神经的指掌侧固有神经、尺神经的指掌侧神经。

"肾水穴：在小指掌面，解剖部位在小指第一至三节掌面，神经分布为尺神经的指掌神经。"[71]

利用解剖学来对小儿推拿穴位进行定位，使小儿推拿穴位的定位精确化，是张汉臣流派为小儿推拿学的科学化、系统化、规范化做出的卓越贡献。从现代医学特别是解剖学的角度，对人体常用穴位进行精确定位的做法，在针灸学领域里早已使用，并且延伸到穴位的穴性、穴位的针刺手法及临床应用。而在推拿领域尤其是小儿推拿领域，张汉臣流派对小儿推拿穴位的解剖定位研究具有开创性，是对小儿推拿学的重大贡献。

（四）临床应用特点

1. 善用"逆运内八卦"

内八卦穴是小儿推拿特定穴中的常用穴位。《实用小儿推拿》载："内八卦穴：位于手掌内。功用：和中利膈，顺气行痰，消宿食，降胃逆等。主治：消宿食，止呕吐，以及食欲不振，化痰等。手法：运法。医生以左手拿小儿左手，使小儿掌心朝上；用右手拇指外侧缘推运。运法中有顺运、逆运之分：顺运即运转方向由乾起，经坎、艮、震、巽、离、坤至兑为止；逆运即运转方向由兑起，经坤、离、巽、震、艮、坎至乾为止。顺运可使气上逆，能促患儿呕吐；逆运可使气下降，以治呕恶等症。"[72]

该流派临床多采用内八卦穴"逆运法"，以降胃气而止呕吐。而其他流派，多用"顺运内八卦"。张汉臣流派临床采用"逆运内八卦"的作用，通过"中医推拿补脾穴和逆运内八卦对正常人体胃运动影响的初步观察"相关实验研究得以证实。结果显示：推逆运内八卦有调节胃运动的功能，其反应如何需视当时胃的功能状态而定。即胃在兴奋时推逆运内八卦，多用趋向抑制现象；相反在胃进入抑制或平稳状态时推逆运内八卦，可促进其转入兴奋状态。说明推逆运内八卦对胃运动有调节作用，但其作用机制，尚待研究[73]。

2. 将小儿推拿与现代实验研究结合

中医学认为"推脾土以补为主……补之进饮食"[74]，为了探讨其理论机制（推拿的作用机理），张汉臣、于幼卿于1961年9月、1961年11月在青岛医学院生理教研室吕运明教授的协助下，对补脾穴和逆运内八卦穴分别进行了探讨，共进行了3个实验。

实验一：中医推拿补脾穴对正常人体胃液分泌的初步观

察[75]。选择实验对象是青岛医学院1964级学生24人，共进行了73次试验。结果表明：推补脾穴对胃液酸度有较明显的增加，对胃液量的影响不甚显著。同时做出以下说明。①脾土穴，临床多用补法，因小儿体质较虚弱，饮食不适，易伤脾胃，而致脾胃虚弱。补脾穴的部位，在拇指桡侧缘，由尖端直推至第一节横纹处，屈其拇指内推为补。②脾土穴因部位不同，推后患者的感觉和临床效果亦有所不同。如由拇指尖端起，直推至第一节横纹处，局部有热的反应，操作时微用力，再经2~3分钟，左胁内部有闷热的感觉，其效果较显著迅速；如由第一节横纹处直推至指根横纹处或以少商穴直推至第一节横纹，仅有局部发热的感觉，临床效果不显著。

实验二：中医推拿补脾穴和逆运内八卦对正常人体胃运动影响的初步观察[73]。选择实验对象是青岛医学院1964级学生14人，分别推补脾穴和逆运内八卦穴64次，观察二者对胃运动的影响，其中以推补脾穴的结果较为明显，无论在推拿时或推拿后，对胃运动均有促进作用，其表现在3个方面，即频率增加、收缩力加大及紧张性增加，说明推补脾穴确有促进胃运动的作用，证明胃酸的分泌与胃运动有相连的关系。因此认为中医记载推拿"补之进饮食"的作用基础可能在于胃酸的增加。该实验同时说明，推逆运内八卦有调节胃运动的功能。

实验三：为进一步探讨补脾穴对胃的作用，张汉臣、于幼卿、吕运明、田常英于1962年2~6月又做了第三个实验——推拿正常人体补脾穴对蛋白质和淀粉消化能力的影响初步观察[76]。实验对象同上，实验132次。结果：推补脾穴可促进对蛋白质的消化，其机制因胃蛋白酶的分泌增加，对淀粉消化意义不大。

综合以上3个实验,对推拿的治疗机制做出一些基于现代生理学的结论:①推补脾穴能进饮食可能是通过胃酸分泌、胃运动、胃蛋白酶三者的增加而实现的;②逆运内八卦穴有调节胃运动的功能。

运用现代实验方法对中医小儿推拿的机理进行研究,张汉臣是小儿推拿界第一人。另外,他还有一些研究设想如推拿小天心穴与人体脑电图的关系、推拿补肾水穴对肾功能的影响等,都因为种种原因未能完成。

3. 善于结合现代医学理论

张汉臣受聘于青岛医学院附属医院,这是一家三级甲等西医院。张汉臣流派学术思想的形成受到了现代医学的影响,并与之巧妙地结合在一起,形成了自己独特的风格。主要表现在以下5个方面。第一,诊断上,重视望诊的同时,采用中西医结合诊断法。如望诊时若见"下唇粘膜散在鱼子样颗粒,蛔虫可验,发热2~3天见两颊粘膜有散在白点,为麻疹预兆。腮腺管口红肿如粟,为痄腮之证",又如在他的"审苗窍"中增加"望咽喉"一项,他认为"咽接三脘以通胃腑而咽物,喉通五脏以系肺而通呼吸;二者为饮食呼吸出入之门户,对人体关系重大。而喉痛、乳蛾、喉痧、白喉等病,又为儿科常见病,所以临诊必须检查咽喉"[56]。第二,手法操作上,注重手法的姿势、速度和力量。第三,对常用穴位的研究,与现代解剖学结合,对穴位进行精确定位。第四,与现代实验研究方法相结合,来研究推拿的作用机理。第五,治疗疾病范围广,其所著《实用小儿推拿》中所载71种疾病,多以西医病种为主,疾病谱按照西医的分类标准给予分类,分为5大系统和其他疾病,共6大类疾病。

4. 用穴规律分析

张汉臣流派临床疗效显著，为了更好地研究其临床特点，对该流派疾病用穴的处方进行了归纳分析，疾病的处方见附录2，用穴规律见表4-6。

表4-6 《实用小儿推拿》中穴位出现频次及频率表

穴名	频次（次）	累计频次（次）	频率（%）	累计频率（%）
1. 推补肾水穴	121	121	9.81	9.81
2. 揉二人上马穴	112	233	9.08	18.89
3. 揉小天心穴	108	341	8.76	27.65
4. 推清天河水穴	87	428	7.06	34.71
5. 推四横纹穴	87	515	7.06	41.76
6. 逆运内八卦穴	79	594	6.41	48.17
7. 推清板门穴	73	667	5.92	54.09
8. 推清肺金穴	52	719	4.22	58.31
9. 揉乙窝风穴	51	770	4.14	62.45
10. 推补脾土穴	47	817	3.81	66.26
11. 揉合谷穴	44	861	3.57	69.83
12. 揉外劳宫穴	42	903	3.41	73.23
13. 推退下六腑穴	37	940	3.00	76.23
14. 神阙穴	36	976	2.92	79.15
15. 分阴	27	1 003	2.19	81.34
16. 揉小横纹穴	24	1 027	1.95	83.29
17. 揉阳池	21	1 048	1.70	84.99
18. 分阴阳	19	1 067	1.54	86.53
19. 推上三关穴	19	1 086	1.54	88.07
20. 推大清天河水	15	1 101	1.22	89.29
21. 推清大肠穴	14	1 115	1.14	90.43
22. 分阳	11	1 126	0.89	91.32
23. 天枢穴	11	1 137	0.89	92.21

（续表）

穴名	频次（次）	累计频次（次）	频率（%）	累计频率（%）
24. 攒竹穴	8	1 145	0.65	92.86
25. 鱼腰穴	8	1 153	0.65	93.51
26. 丝竹空穴	8	1 161	0.65	94.16
27. 新建穴	8	1 169	0.65	94.81
28. 掐人中穴	7	1 176	0.57	95.37
29. 委中	7	1 183	0.57	95.94
30. 揉肾顶穴	6	1 189	0.49	96.43
31. 推清小肠穴	5	1 194	0.41	96.83
32. 天突穴	5	1 199	0.41	97.24
33. 揉肾纹穴	4	1 203	0.32	97.56
34. 掐少商穴	3	1 206	0.24	97.81
35. 揉总筋穴	3	1 209	0.24	98.05
36. 揉二扇门穴	3	1 212	0.24	98.29
37. 大椎穴	3	1 215	0.24	98.54
38. 曲泽穴	3	1 218	0.24	98.78
39. 顺运内八卦穴	3	1 221	0.24	99.02
40. 掐中冲穴	2	1 223	0.16	99.19
41. 列缺穴	2	1 225	0.16	99.35
42. 右端正穴	1	1 226	0.08	99.43
43. 曲池穴	1	1 227	0.08	99.51
44. 风市穴	1	1 228	0.08	99.59
45. 黄蜂入洞穴	1	1 229	0.08	99.67
46. 曲骨穴	1	1 230	0.08	99.75
47. 百会穴	1	1 231	0.08	99.83
48. 龟尾穴	1	1 232	0.08	99.92
49. 精宁穴	1	1 233	0.08	100.00
50. 新设穴	0	1 233	0.00	100.00

如表4-6所示,《实用小儿推拿》中出现频率最高的穴位前6位分别是：推补肾水穴121次,占9.81%,居第一；揉二人上马穴112次,占9.08%,居第二；揉小天心穴108次,占8.76%,居第三；推清天河水穴、推四横纹穴均87次,占7.06%,并居第四；逆运内八卦穴79次,占6.41%,居第六。此6个穴位,比较其穴位的性质,推补肾水穴、揉二人上马穴2穴属"补",推清天河水1穴属"泻",揉小天心穴、推四横纹穴、逆运内八卦穴3穴属"平补平泻"。得出结论,张汉臣在《实用小儿推拿》中多使用补益之穴,反映该流派临证遵循治病求本的原则,注重扶正,其规律分析如下。

（1）扶正善用"滋阴通阳法"

表4-6表明,该流派临证多使用推补肾水穴和揉二人上马穴。在《实用小儿推拿》一书中,共列71个病名,130个证型,其中推补肾水穴和揉二人上马穴分别出现121次和112次,分别居第一位和第二位。《实用小儿推拿》载："肾水穴,功用：补肾益脑,益气助神,纳气定喘,温下元,止虚火等。"[78]"二人上马穴,功用：潜阳,引火归元,补肾,清神,行气散结,利尿,通淋漓,止尿道疼痛。"[79]此二穴均为补肾滋阴之效穴。张汉臣临证不仅将此二穴用于虚证、寒证,同样也用于实证、热证。如在治疗感冒一病时,他提出感冒有外感风寒、外感风热、夹痰、夹食、夹惊5个证型,处方中全都使用了推补肾水穴和揉二人上马穴（见附录2）。据其亲炙弟子田常英口述,张汉臣治疗发热一病时,若热象很高而患儿手足发凉,他主张不急于退热,应先用补脾经、推三关、补肾经、揉二马等穴,待患儿手足温热后再进行常规退热治疗。因补脾经、推三关有温阳的作用,补肾经、揉二马有滋阴的作用,先行护阴益阳法,

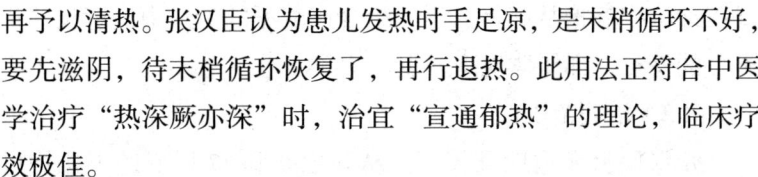

再予以清热。张汉臣认为患儿发热时手足凉，是末梢循环不好，要先滋阴，待末梢循环恢复了，再行退热。此用法正符合中医学治疗"热深厥亦深"时，治宜"宣通郁热"的理论，临床疗效极佳。

调研访谈时，该流派传人田常英老师举实例证实这一点。如治疗发热，张汉臣主张热易伤阴，再加上小儿阴常不足，提出应先滋阴，后退热；用穴也是先用补肾经、揉二马等滋阴的穴位，再用推六腑等退热的穴位。田常英强调，单纯从退热角度，张汉臣流派与三字经流派相比，退热速度稍缓慢，但是其疗效巩固、持久。尤其值得提到的是，该流派的退热效果体现在，每次推拿只降低体温1.7~1.8℃。西医认为，小儿体温下降1℃，心率下降20次，发热患儿若体温降低过快则耐受不了。说明张汉臣流派缓缓降低体温的效果符合人体的正常生理病理特点。

（2）扶正重视脾胃

该流派临证多使用推补脾土穴、逆运内八卦穴、推四横纹穴。表4-6显示，此三穴出现频率分别为47、79、87次，频率较高。此三穴都有补虚扶弱，进饮食，健脾助运化的功用。

再以感冒为例，该流派提出有外感风寒、外感风热、夹痰、夹食、夹惊5个证型，在处方中全部使用逆运内八卦和推四横纹二穴。张汉臣认为，外感风寒型用二穴以"和中利膈，健胃进食"；外感风热型用二穴以"和中健胃，增进乳食"；感冒夹痰用二穴以"宽胸利膈，顺气化痰"；感冒夹食用二穴以"和中开胃，除胃饱，进乳食"；感冒夹惊用二穴以"和中健胃，可助消化"。再如，张汉臣临证善补脾土配推三关以补气活血，温通经络；补脾土配补肾水、揉外劳治脾虚等。据此得出，张

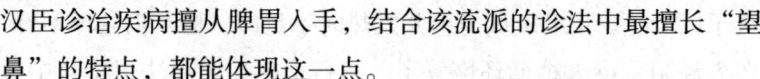

汉臣诊治疾病擅从脾胃入手，结合该流派的诊法中最擅长"望鼻"的特点，都能体现这一点。

（3）治病范围广

张汉臣流派适应证较广，从新生儿到12周岁的小儿均可用推拿治疗。该流派主张单纯用推拿治疗小儿常见病、多发病。单纯推拿既经济又方便，孩子无痛苦，经大量临床经验证明，单纯推拿确能治疗很多病，效果显著。

《实用小儿推拿》共记载71种疾病。①初生儿疾病15种：不啼、初生儿颅内出血、初生儿肺闭喘嗽、不乳、眼不开、目烂、二便不通、癃闭、五硬、吐不止、初生儿泄泻、初生儿肛门赤肿、水疝、鹅口疮、夜啼。②头及五官等部疾病15种：头痛、解颅、目赤痛、目生翳肉、视物不明、斜视、眼皮重、鼻渊、鼻衄、滞颐、重龈、牙痛、唇燥裂、吐舌、弄舌。③传染病7种：水痘、麻疹、痢疾、痄腮、顿咳、小儿麻痹后遗症、黄疸。④呼吸系统疾病8种：急性喉痹、慢性喉痹、急性乳蛾、慢性乳蛾、感冒、咳嗽、肺风痰喘、喘症。⑤消化系统疾病9种：呕吐、泄泻、大便秘结、食欲不振、善食易饥、腹痛、疳积、肠痈、鼓胀。⑥其他疾病17种：急惊风、慢惊风、痫症、水肿、遗尿、尿频、包茎炎、自汗、盗汗、失语症、项软、热疖、暑病、疰夏、小儿夏季热、翻肛、脱肛。

可以看出，张汉臣小儿推拿流派治疗的疾病范围非常广泛，各个系统的疾病都能见到。张汉臣从医于青岛医学院附属医院，因而，对所诊治疾病谱按照西医的分类标准进行分类，分为5大系统疾病和其他疾病，共71个病种，其治病之广，为当今所有推拿书籍中所罕见。

5. 配伍施术，建立术对或术组

张汉臣流派临证处方讲究配伍施术（张汉臣称配穴），善于将推拿操作2个或3个按序配伍在一起，类似中药的药对或药组，在此称之为"术对"或"术组"，是对推拿处方基本单元的一种简化表述法。如将补肾水穴与揉二马穴作为术对，共同起到滋阴的作用。该流派擅长应用术对或术组作为推拿处方的基本单元，理法严谨。

常用"术对"，如补脾土穴和推上三关穴，有助气、活血、通经络的作用；补脾土穴和揉乙窝风穴，有健脾温中、和胃、增进饮食的作用；推清肺金穴和退下六腑穴，可有清热、凉血、消肿的作用；揉小天心穴和揉乙窝风穴，有透表发汗的作用，还有解肌润肤的作用，也可用于治疗解颅等。

常用"术组"，如"镇静术组"：揉小天心穴、分阴阳穴、补肾水穴、揉二马穴、大清天河水穴等，用于烦躁不安、夜寐不安、惊哭惊叫、乳食量少、形体消瘦、抽搐、哭闹等症。"消化术组"：推补脾土穴、推补肾水穴、推清板门穴、逆运八卦穴、推四横纹穴等，用于食欲不振、厌食、腹泻、消化不良等症。"退热术组"：发热在38.5℃以下，用揉小天心穴、揉乙窝风穴、补肾水穴、清板门穴、分阴阳穴、清天河水穴等；38.5℃以上，将乙窝风穴改为二扇门穴，清天河水穴改为大清天河水穴或退六腑穴等。"呼吸术组"：揉小天心穴、揉乙窝风穴、推补肾水穴、推清板门穴、逆运内八卦穴、推清肺金穴等，用于急慢性喉痹、急慢性乳蛾、感冒、咳嗽、喘症等病症。临证时可据具体病情再行加减。

张汉臣流派将"术对"与"术组"的丰富经验，总结为《儿科推拿方剂（配穴）学》，张汉臣生前未能出版，手稿现保存于其子手中。我们调研访谈时,有幸见到此手稿,详见后文文献传承部分。

三、流派传承

（一）传承谱系

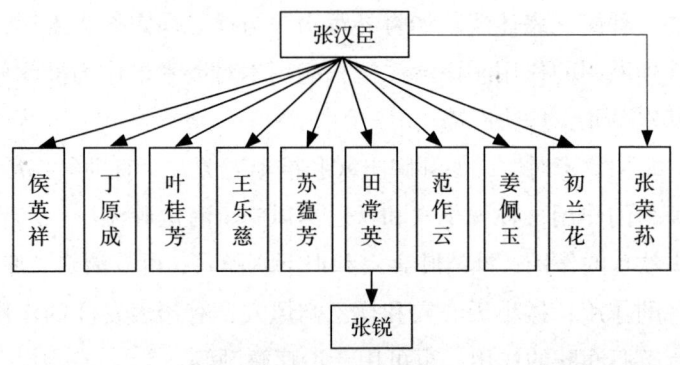

张汉臣流派传承谱系图

据调研,该流派第二代弟子均来自青岛医学院附属医院(现为青岛大学医学院附属医院),共9名,除了田常英、苏蕴芳、范作云3人,其余弟子,有的已故,有的后来并未做小儿推拿工作。此次调研,受到联系方式所限,只访问到田常英老师。张汉臣流派第二代9名弟子中,最能继承张汉臣学术的当属田常英,此观点为张汉臣之子张锐孙所认可。而我们前往青岛进行的实地调研工作,重点就是访问田常英老师。田老师不但继承了张汉臣的学术,完整保持了张汉臣流派的学术特征,而且还有所发展。

1. 田常英简介

田常英,女,1937年生于山东省龙口市诸由观镇冶基大队姜家村,1961年8月由山东烟台护校毕业分配到青岛医学院附属医院小儿科推拿室任护士,随张汉臣学习推拿,从此致力于小儿推拿事业。除做好日常的工作外，她利用业余时间，攻读了青岛医学院的大学课程，后又参加山东中医学院推拿师资班（毕永升任课，孙重三带实习，正是这次学习，田常英跟随孙重三学习了半年）及山东医学院进修班学习2年毕业，奠定了其理论基础，增加了临床经验。1970年初始给青岛医学院、护校学生上推拿课，1972年转为医师，1978年晋升主治医师，1992年晋升副主任医师，1993年退休。退休后，依然从事小儿推拿，为患儿解忧。

2.学术继承与发展

（1）继前贤，重医理

田常英非常谦逊，总说自己中医理论不足。对张汉臣流派学术的传承，田老师付出了毕生精力。她研究证实该流派的望诊思想源于《厘正按摩要术》。她推崇"五轮学说"，在张汉臣望诊的基础上，补充了"望眼"内容；又在望色时强调"五色五脏配五行"；在该流派"以治本为主，补虚扶弱"思想指导下，提出"益阴通阳法"，并用于"退热三部曲"中；在治未病思想的影响下，临床注重患儿的保健。由于疾病谱的改变，该流派对于皮肤病、产科及新生儿疾病，推拿治疗已经很少应用，但是扩大了其他病种。

（2）保本色，重发展

田常英一再强调，流派的东西是传承的根本，但是也要重视吸收诸家之长，相互交流，取长补短，共同发展。她在小儿推拿医术传承中，不但继承张汉臣流派的精华，也重视吸收孙重三流派等小儿推拿流派之长。她跟随孙重三先生学习了半年，对孙重三流派的学术也借鉴了许多。如张汉臣流派临床取穴很少用躯干部、胸腹部穴位，但是田常英发现有些疾病如消化系统的疾病，用摩腹等操作，效果更好。在选穴上，除了继承张汉臣流派用手及前臂上的穴位外，还增加了身体上的穴位，如背俞穴、躯干部、腹部及下肢部穴位等。

（3）提出"临床要把住4关"

田常英根据流派经验和自己的体会，总结为"临床要把住4关"。①抽风关：高热病人要防止抽搐，38.5℃以上，一定要服用退热药，以免高热损伤大脑。②腹泻关：腹泻尤其热泻病情变化快，易出现脱水酸中毒，不提倡单纯手法治疗，要中西医结合。③确诊关：抓紧时间明确诊断，自己诊断不明确的，要及时请专家会诊，不要怕丢面子。④扶正关：治病需用泻法时不能太过，以免虚脱，要把住扶正这一关。

（4）临床病种的拓展优势

该流派因为以西医院为基地，在病种拓展方面形成了自己的临床优势。①20世纪80年代开展了神经内科、小儿外科疾病的推拿治疗，如臂丛神经损伤（产瘫）、肌性斜颈、指或趾畸形、马蹄足、肌营养不良、面瘫、脑瘫、神经性尿频、口糜、巨结肠及其术后恢复治疗。②开展保健推拿，以增强患儿的抵抗力和免疫力。经推拿后，患儿可达到半年甚至1年以上少生病或不生病，方法是根据小儿体质，针对各系统的情况，运用"术组"进行保健治疗。如消化系统，取推补脾土穴、推清板门穴、推补肾水、推三关穴、逆运八卦穴、推四横纹穴、揉小天心穴、揉足三里穴，加捏脊法等；呼吸系统，取推清肺金穴、揉小横纹穴、揉二马穴等。每日1次，14天为1个疗程。推拿次数越多，效果保持的时间越长。现在推拿保健的患儿占门诊量的1/4~1/3。

（二）文献传承

自古以来，杏林中善事临床者，不一定擅著书立说；善著书立说者，不一定擅临床，能身兼二职者方称大家。而张汉臣毕生除了治病救人，便是著书立说，堪称推拿界一代大师。他曾说："你看病是救一个人，留下的书可以救一千人！"据其子回忆，张汉臣每天凌晨4点就起来著述。生前出版的著作有2部，即《小儿推拿学概要》和《实用小儿推拿》。

1.《小儿推拿学概要》

张汉臣编著，李安域协助整理，人民卫生出版社出版，1962年6月第一版第一次印刷，1963年4月第二次印刷。全书共56千字，首印达28 500册。全书共4章。首叙概说及小儿诊断，分述望、闻、问、切在小儿疾病中的诊断作用；次叙小儿推拿基本手法及穴位的应用，包括9种基本手法和47个穴位的部位、功用、主治、手法与操作时间；后叙临床治疗，列举适应证42种，除了分叙病因、症状、治疗方法外，还附有"方义浅解"，说明所取主穴和配穴的治疗作用。理论与实践密切结合，对于学习者有很好的指导作用。

2.《实用小儿推拿》

张汉臣著，1974年4月由人民卫生出版社出版。该书为1962年第一版《小儿推拿学概要》之第二版修订本。全书共4章。内容包括推拿疗法的理论基础和辨证论治基本原则，小儿病四诊及八纲、脏腑、病因辨证，小儿推拿10种基本手法，常用57穴，以及初生儿疾病、传染病、各系统疾病共71种病症的治疗。该书较第一版增加了手法、穴位，扩大了病种（增加29种），并将自己多年的经验写于按语之中，从而提高了该书的实用性。

除正式出版的这两部书，张汉臣还著有《儿科推拿方剂学》

《农村儿科推拿手册》《张汉臣儿科推拿经验录》，手稿完整地保存在其子张荣荪手中。笔者在调研访问中有幸见到《儿科推拿方剂学》手稿，其内容包括"方剂与治法的关系""穴位的组成与变化""方剂的分类""剂型"等，均分章论述，全部手稿共22章。将小儿推拿的穴位组方与方剂学相结合，其内容丰富，思路新颖，是对小儿推拿理论的一大贡献。

其子正在整理出版《儿科推拿方剂学》。3部尚未出版的著作，急需抢救保护！

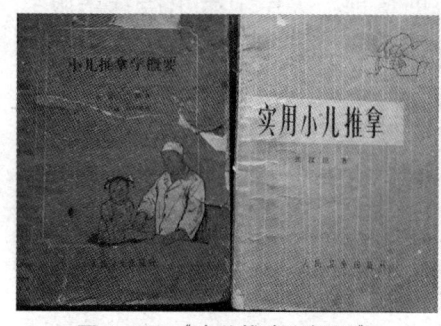 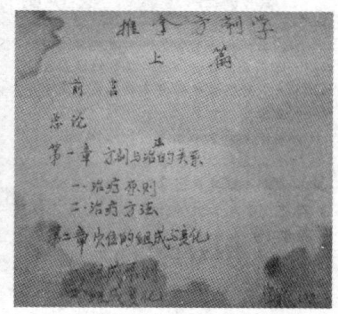

图4-20 《小儿推拿学概要》和《实用小儿推拿》　　图4-21 《儿科推拿方剂学》

（三）流派影响

1. 著作译成盲文

据《中国医籍大辞典》记载，张汉臣著述的第一部著作，1962年6月由人民卫生出版社出版的《小儿推拿学概要》被译成盲文，1964年由盲人月刊社出版。

2. 国内外学习者众多

由于张汉臣流派特色明显，经验丰富，临床效果极佳，很多国内外学者慕名前来学习，张汉臣大公无私，来必教，教必会，很多学习者学成回家多年后又回来再学，以求提高。

3. 影像资料

录像片《山东推拿集锦》之《张汉臣小儿推拿》分集，于1986年7月21日在山东省电视台播出。编导：毕永升；摄像：陈博华；录像：林钧甫；解说：鲍红英；制片主任：张邦水；操作：张汉臣、田常英、侯庆祥、范作云。

1974年，山东中医学院拍摄《张汉臣小儿推拿手法》教学片。

1982年7月，张汉臣等《中医推拿补脾穴对正常人体胃液分泌影响的初步观察》以"推拿治病的理论根据"被录用于《齐鲁推拿》影片之中。影片由北京科学教育电影制片厂摄制。编导：乔为如。

第三节　孙重三小儿推拿流派

一、创始人——孙重三

孙重三（1902—1978年），山东省荣成县（现荣成市）埠柳公社不夜村人。20岁时拜本县老中医林椒圃为师，自此步入医林。1957年1月进山东中医进修学校深造，1958年留校任该校教员，1959年调入山东中医学院任儿科教研室主任及附院推拿科主任[80]，1972年任山东中医学院推拿教研室讲师同时兼任附院推拿科主任。任职期间为山东中医学院各年级学生讲授小儿推拿课程，并兼附院带教工作。孙重三医德高尚，治学严谨，为人直爽，诲人不倦，一生光明磊落，凡跟他学习的人都有深刻的体会。他身材魁梧，声音洪亮，表情严肃，极具同情心和责任感，对患儿及家属态度亲切和蔼，医患关系和谐，配合默契。行医50余年，活人无数，对急诊或外科术后的救助毫无怨言，一呼即应，疗效显著，求治者络绎不绝，誉满全国。

孙重三治病，首重天人合一的整体观念，诊病强调四诊合参，不能偏废，但以望诊为首位，强调通过望神以判断疾病的预后转归，以望面色判断病情的新旧轻重。认为脾气旺于四季，故四时应以黄色为正常颜色，但此黄必须似罗裹雄黄那样黄色略带红而润泽。他认为患儿面色润泽而目光有神的多为新病，病情轻；枯槁无神者多为久病，病情重。对望眼、舌、鼻、耳、口等的形态，既遵古训也有其独到之处。孙重三擅长闻诊，认为医者靠听觉和嗅觉来探求患儿的声音、气味有无异常的变化，并结合其余三诊加以分析归纳的这种方法非常重要。他引用《素问·阴阳应象大论》中"视喘息、听声音而知所苦"，通过视、闻别阴阳、审清浊。又按《难经·六十一难》中云"闻而知之者闻其五音，以别其病"，强调闻诊的重要性。他在临诊时仔细以耳听患儿的声音、语言及呼吸声，以鼻嗅其气息及排泄物的气味作为识别疾病寒热虚实的常用手段之一。他主张运用四诊合参，八纲辨证，将疾病的表里、寒热、虚实及错综复杂的病情用阴阳来归纳。

孙重三认为推拿是以手法在病人体表操作，以达到治病目的的一种方法，手法是推拿治病的一个重要环节，所以必须轻巧、柔和、深透，直达病所。临床上他以推、按、揉、运、摩、掐、搓、摇法作为常用手法，施术时聚精会神，把意念集中于施术部位。在教学中特别强调既要有扎实的中医理论基础又要保证推拿手法的精确无误。要求动作姿势要按规定练习，如练习推法时强调"凡推动向前者，必期如线之直，毋得斜曲，恐伤动别经而招患也"。练习摩法时要求持久，有力，反复练习，要达到《石室秘录》所要求的"摩法不宜急，不宜缓，不宜轻，

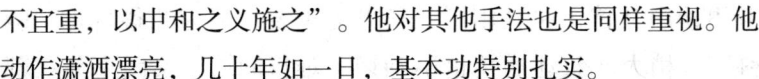

不宜重,以中和之义施之"。他对其他手法也是同样重视。他动作潇洒漂亮,几十年如一日,基本功特别扎实。

孙重三常用的穴位有70多处,特色操作有分推胸八道、分推肩胛骨、推箕门、揉运膀胱、推上肋骨弓等。他用穴有独到之处,如天门入虎口、推指三关是和气通关、平肝胆之火常用的二穴;推上肋骨弓是治疗上肢不能上举及小儿麻痹的常用穴;拿肚角对治疗腹胀、腹痛、泄泻、痢疾及小儿先天性巨结肠有奇效,而且孙重三的操作方法与其他流派有明显的区别。孙重三继承了小儿推拿的复式操作并将其总结为"十三大手法"沿用至今:摇抖肘法、打马过天河法、黄蜂入洞法、水底捞明月法、飞经走气法、按弦搓摩法、二龙戏珠法、苍龙摆尾法、猿猴摘果法、揉脐及龟尾并擦七节骨法、赤凤点头法、凤凰展翅法、按肩井法。临床治疗各种病症时均会配合上2~3种复式操作。

孙重三潜心研究《小儿推拿广意》《幼科推拿秘书》《厘正按摩要术》等专著,集众家之长,结合个人的临床实践,形成了自己独特的推拿流派。其经验收入《儿科推拿疗法简编》《通俗推拿手册》2部著作中。

二、流派特征

(一)诊法特点

孙重三认为,推拿疗法是建立在天人相应整体观念的基础上,以阴阳、五行、脏腑、经络、营卫、气血等学说为理论指导,以辨证论治为原则,运用各种手法,通过经络"行气血,通阴阳"的作用,来调整脏腑营卫,从而达到治疗疾病的目的。其诊断方法是运用中医学四诊所得疾病的临床资料,运用八纲进行诊察、分析、归纳,对疾病的发展与转归做出正确的判断。他还认为,在诊断时,四诊虽缺一不可,但望诊居其首,并且用于儿科尤为重要,因为儿科古称"哑科",稍大儿叙述病情也不确切,难行问诊,又因小儿三部不分,难施切诊。故该流派的诊法特点是强调四诊合参,以望、闻为主,问、切为辅。尤其重视望诊,擅长望指纹;重视闻诊,既全面又有特色。

1. 重视望诊,擅望指纹

该流派望诊的内容包括望神气,望面色,望苗窍,望手足,望指纹,望形态。如望神气可判断小儿疾病的寒热虚实及预后转归;望面色的润泽和枯槁,推测内脏的变化和预后,认为"脾气旺于四时,故四时应以黄为正色,但必如罗裹雄黄,不宜如黄土"[81]。该流派最擅长的是望指纹。现据该流派的代表著作《儿科推拿疗法简编》[82],望指纹的内容主要包括以下几方面。

(1) 看纹察色

根据古人的经验"浮沉分表里,红紫辨寒热,淡滞定虚实",该流派认为若指纹的颜色呈红黄相兼、隐隐不显的是平安无病的现象。指纹若见红色,则是寒邪初入皮毛,经络乍滞,致纹色红鲜,为寒证;指纹若见紫色,则是热壅经络,阻其升降之道,为热邪炽盛;若见指纹呈淡红色,且患儿皮肤苍白,唇色惨淡,为虚寒证;指纹呈淡紫色为虚热证;指纹直的多属热证,指纹曲的多属寒证。又认为若纹见风关,是病邪初入,其病尚轻;纹见气关,是邪气正盛,其病已重;纹见命关,是邪充经络,病情更重;指纹透达指端(即"透关射甲"),多为危重之候。若指纹自第一节由下而上,表示病邪自浅而深,病情由轻而重。还认为若病邪遏郁,营卫阻滞,升降稽留,指纹推之涩滞,而无流利现象的,多属实证。

(2) 诊指纹的方法

该流派将诊断指纹的具体方法做了清晰表述。具体做法是令人抱患儿于光线充足的地方,医者用左手握住患儿食指,右手拇指桡侧面蘸清水,由患儿食指的命关推向气关、风关,指纹愈推愈显,从而观察变化,推求病情。

该流派还指出了"指纹"与"寸口太渊脉"的关系。认为小儿的指纹是手太阴肺经交于手阳明胃经的一条支脉,此脉从腕后出食指指端,正是望指纹之处。又主张望指纹必须和其他诊法结合起来,才能对疾病做出正确的判断。

2. 重视闻诊

该流派关于闻诊的经验十分丰富。孙重三遵循《素问·阴阳应象大论》"视喘息,听声音,而知所苦",以及《难经·六十一难》"闻而知之者,闻其五音,以别其病"等经典论述,对小儿闻诊进行了理论总结和临床实践,形成了流派独特的闻诊方法。据该流派的代表性著作《儿科推拿疗法简编》[83],闻诊的内容主要包括以下方面。

(1) 听声音

认为声音是五脏的外应。根据患者声音的改变,可以判断疾病的表里、寒热、虚实。①辨表里:若是寒热并作,语声重浊,前轻后重而且壮厉有力的,属外感有余之症;若寒热间作,呼吸气短,少气不足一息,语声先重后轻而且气怯声低的,属内伤不足之症。②辨寒热虚实:若是患儿语多而身热的属阳、属实;懒言而身凉的属阴、属虚;语声轻微的是正气不足,语声壮厉的是邪气有余;哭而多泪的属实,哭而无泪的属虚;喘粗、气热的为邪实,喘急、气寒的为正虚;鼻塞声重而喷嚏的为表邪实,语声轻而气短的为中气虚;呕吐酸苦的为肝胆有热,嗳逆气冷的为胃中有寒；狂言而焦躁的为邪热炽盛；神识不清而谵语的为热犯心包。至于小儿惊风，神识昏迷，牙关紧闭，不能言语的，应当结合其他症状，详细加以鉴别。③辨诸痛：临证根据患儿发出的声音、症状并结合其余诊法所得的资料，加以综合、分析，可以帮助判断其痛苦之所。如攒眉呻吟的，多为头痛；叫喊呻吟以手扪心的，多为胃脘痛；摇头皱眉扪腮而呻吟的，多为牙痛；呻吟而不敢转身的，多为腰痛。

（2）嗅气味

根据患儿的呼吸气息和排泄物，如鼻涕、大小便等所发出的异常气味，对疾病做出判断。胃腑有热的，则口出臭气，且为热臭；有宿食的，则为酸臭气；患牙疳的，多为腐臭气。鼻流浊涕有腥臭的，为脑热鼻渊；无腥臭的，为外感风寒。大便有酸臭气的，为肠有积热；有生腥气的，为肠中有寒。小便臭浊黄赤的，为膀胱积热；清长不臭的，为膀胱虚寒。

（二）治法特点

1. 辨证遵循八纲，治病善调阴阳

该流派遵循"八纲辨证"，通过四诊所得，以八纲辨证将疾病的表里、寒热、虚实及错综复杂的病情用阴阳来归纳。一般来说表证、热证、实证归于阳证；里证、寒证、虚证归于阴证。正如《医学启源·卷之中·内经主治备要》中所说："一阴一阳之谓道，偏阴偏阳之谓疾。阴阳以平为和，以偏为病。"

孙重三遵循《景岳全书·阴阳篇》"凡诊病施治必须先审阴阳，乃为医道之纲领……医道虽繁，而可以一言蔽之者，曰阴阳而已"，以及《伤寒直格·泛论》"凡治病之道，以调六气阴阳，使无偏颇，各守其常，平和而已"等古训，临证诊治疾病，擅从"阴阳"入手，据《儿科推拿疗法简编》处方用穴规律分析得知,该流派每病处方皆用"分手阴阳"一穴,此穴可调阴阳、和气血,故将此穴放在君药的位置。认为患儿所有疾患皆为阴阳失调,故临证用穴先调阴阳。此法在《幼科推拿秘书·推拿手法·分阴阳》中亦有论述:"盖小儿之病,多因气血不和,故一切推法,必先从阴阳分起。"[84]

该流派在整体观念的指导下,以阴阳为纲领,但不废弃脏腑辨证、卫气营血辨证、三焦辨证,主张只有全面结合才能正确诊断,并在临床中取得好的效果。

2. 思维缜密,治法全面

孙重三临证处方,每一方用穴较多,大约用15个穴位,堪称"大方",而且每个穴位都占据重要位置,真可谓"多一分不许,少一分不行",彰显孙重三思维缜密、用穴全面的特点。如治疗小儿内伤咳嗽一症,用分阴阳(阳轻阴重)、运八宫、推脾土、推肺经、补肾水、按弦搓摩、推揉膻中、揉肺俞为主穴,推三关、退六腑、掐二人上马、天门入虎口为配穴,共用12穴。而相比之下,同样治疗内伤咳嗽,三字经流派则用穴较少,只用揉二马、清补脾、补肺经3穴。该流派处方虽大,但疗效极佳。同时组方注重方义,遵古训"寒热温平,药之四性,用推即是用药,不明何可乱推,乱用便添一死"。每一处方定要君臣有序,升降有循。不可一方中纯用补法,因小儿乃"纯阳之体""阳常有余";也不可纯用泻法,因小儿属"稚阴稚阳"之体。

(三)手法和取穴特点

根据孙重三《儿科推拿疗法简编》,该流派的手法和取穴主要有以下特点。

1. 基本手法8种

推拿疗法是医者在病人体表的一定部位施行推、按、揉、运等手法,以达到治疗疾病目的的一种方法。因此对手法的操作和穴位的认识,就成为这一疗法的重要环节,手法必须轻巧、柔和、深透,直达病所,施术时聚精会神,把意念集中于施术部位。具体操作如下。

(1)推法:医者以拇指或食、中二指着力于患儿身体表面应推动部位,做上下前后或左右推动,但应如线之直,不得斜曲。

(2)按法:医者用右手拇指指面,在所选定的部位上按之,或将拇指背屈而按之,或两指相对合按之。如在胸腹部位应以掌心按之为宜。

(3)掐法:医者用右手拇指指甲或其他指甲,在所选定的部位上掐之,使之产生麻胀感觉,从而达到行气血、通经络的目的。但必须以患儿能够耐受为度。

(4)揉法:医者以拇指或食、中二指的指面,在选定的部位上轻缓揉之。

(5)运法:医者以右手拇指或食、中二指的指面,在选定的部位上,宜轻不宜重,宜缓不宜急,做周而复始的旋绕运动。

(6)搓法:医者以拇指在患儿皮肤表面选定的部位上,往来旋转地搓摩,或拇、食二指相对合搓。此法常用于患儿的四肢部。

(7)摇法:医者以手捧住患儿的头部或托住四肢关节部,做上下或左右的摇动。

(8)摩法:医者用右手的拇指侧面或两手的掌心,紧按所选定的部位,做轻重适宜的揉摩。

孙重三流派这8种基本手法源于清代小儿按摩医家张振鋆所编辑的《厘正按摩要术》。《厘正按摩要术》卷二"立法"中共记载了8种手法,对每一种手法都分两部分叙述:一是引经据典解释手法的来源和动作要领,二是手法的具体应用。孙重三流派的 8 种手法，名称、手法的解释与之相同，手法的动作要领也出自此书。

2. **手法操作要求严格，强调"正规"**

孙重三先生平素行事严谨，无论何时，他总是"端坐"（沉肩垂肘，含胸拔背，舒腰松腹，两足分开、与肩等宽，髋膝关节呈 90°），故在教学中对学生的要求也是如此。特别强调推拿手法要动作精确化，姿势规范化。如练习推法时要求"凡推动向前者，必期如线之直，毋得斜曲，恐伤动别经而招患也"。强调摩法的练习要持久，有力，反复练之。要求学生自备猪膀胱一具，充气紧扎，放于桌上，练习者端坐，大腿小腿呈 90°，摆平充气猪膀胱，按照轻、重、轻、重四步骤向一个方向旋摩，操作时，上肢端平，肘关节自然微屈，腕关节带动手掌，身体轻微随手摆动。如此反复练习，直到他认为满意为度。并反复告诫学生要按周于蕃所说"摩以去之"，达到《石室秘录》中"摩法不宜急，不宜缓，不宜轻，不宜重，以中和之义施之"[85]的要求。摩法要领是医者用右手拇指侧面（桡侧）或手掌心紧按所选的部位，做轻重适宜的环转运动，均是以向外（顺时针）为泻，向内（逆时针）为补。

3. **常用穴位 77 个**

（1）分布

该流派常用的穴位有 77 个，分布于全身，包括头面部、躯干部、上肢部、下肢部。

头面部 13 个：开天门、推坎宫、运太阳、运耳后高骨、掐揉百会、推印堂、推囟门、掐山根、掐揉准头、掐人中、掐承浆、运耳风门、掐风池。

躯干部 9 个：推揉膻中、掐揉乳旁、揉中脘、分推腹阴阳、摩肚脐、拿肚角、推天柱骨、揉肺俞、揉运膀胱。

上肢部38个：推脾经、推肝经、推心经、推肺经、推肾经、掐四横纹、掐揉内劳宫、运八宫、掐揉小天心、分阴阳、运板门、板门推向横纹、横纹推向板门、侧推大肠、推指三关、天门入虎口、掐十宣穴、运土入水、运水入土、掐少商、掐商阳、掐中冲、掐关冲、掐少泽、掐五指节、掐二扇门、掐揉外劳宫、掐威灵、掐精灵、掐二人上马、掐合谷、掐一窝风、掐膊阳池、掐揉曲池、推三关、退六腑、清天河水、推上肋骨弓。

下肢部17个：拿百虫、拿膝眼、掐足三里、拿揉前承山、拿委中、拿揉后承山、推运三阴交、掐解溪、拿昆仑、拿仆参、揉涌泉、摇踝关节、按膝、抖腿、按揉环跳一、按揉环跳二、推箕门。

依据《儿科推拿疗法简编》将孙重三流派取穴数量及分布列举如下。

表4-7 孙重三流派取穴数量及分布表

书名	总数	头面部13个	上肢部38个	躯干部9个	下肢部17个
《儿科推拿疗法简编》	77	开天门、推坎宫、运太阳、运耳后高骨、掐揉百会、推印堂、推囟门、掐山根、掐揉准头、掐人中、掐承浆、运耳风门、掐风池	推脾经、推肝经、推心经、推肺经、推肾经、掐四横纹、掐揉内劳宫、运八宫、掐揉小天心、分阴阳、运板门、板门推向横纹、横纹推向板门、侧推大肠、推指三关、天门入虎口、掐十宣穴、运土入水、运水入土、掐少商、掐商阳、掐中冲、掐关冲、掐少泽、掐五指节、掐二扇门、掐揉外劳宫、掐威灵、掐精灵、掐二人上马、掐合谷、掐一窝风、掐膊阳池、掐揉曲池、推三关、退六腑、清天河水、推上肋骨弓	推揉膻中、掐揉乳旁、揉中脘、分推腹阴阳、摩肚脐、拿肚角、推天柱骨、揉肺俞、揉运膀胱	拿百虫、拿膝眼、掐足三里、拿揉前承山、拿委中、拿揉后承山、推运三阴交、掐解溪、拿昆仑、拿仆参、揉涌泉、摇踝关节、按膝、抖腿、按揉环跳一、按揉环跳二、推箕门

如表4-7所示，该流派常用穴共77个，大都分布于上肢部；头面部、躯干部、下肢部也有分布。说明该流派的常用穴属全身取穴，但仍以上肢部穴位为主。

（2）特色操作

孙重三流派的特色操作包括以下内容，均为其他文献所未载，据《儿科推拿疗法简编》，整理如下。

①分推胸八道：部位在胸部两侧第一至四肋间隙。操作时自胸骨柄起，顺第一至四肋间隙向左右分推。配推揉膻中，有理气止咳化痰的作用[86]。

②推箕门：部位在膝关节内侧正中上至腹股沟部。操作时令儿仰卧，将腿伸直，医者位于患儿身旁，一手扶儿之膝；另一手食、中二指并拢，自膝关节内侧向上推至腹股沟500~600次。主治小便不利，尿闭[87]。

③揉运膀胱：部位在尿闭时，小腹高起处。操作时令儿仰卧，两腿伸直，医者于儿之左侧，左手扶儿之膝，右手食、中、无名三指末端按于穴上，慢慢地向左向右揉之运之各200~300次。揉运时要求手法宜轻、宜缓，以患儿能忍受为度。此法配合箕门穴是治疗小儿尿闭最常用的方法，效果极佳，一般立竿见影[88]。

④推上肋骨弓：部位在肋骨弓从第十一肋至肘部。操作时令儿取半侧卧位，先掐肩井、臂臑、肩髃各30次。然后一手握儿肘关节使之上举，掌面向头；另一手以尺侧掌根，自儿第十一肋端向上轻轻推至肘部10~20次。这是治疗小儿麻痹症之上肢不能上举的常用穴[89]。

⑤拿肚角：部位在脐下2寸，旁开2寸两大筋。操作时令患儿仰卧，医者站于患儿左侧，医者双手拇指置于肚角穴上，

而双手食、中二指置于腰背部与肚角相对的位置,然后两手相对用力拿住肚角穴,一提、一紧、一拉、一松的动作反复操作,以患儿能耐受为度。用此法治疗腹胀、腹痛、泄泻、痢疾及小儿先天性巨结肠有奇效[90]。

以上的特色操作都分布于躯干部,说明该流派临证取穴时躯干部穴位应用较多。

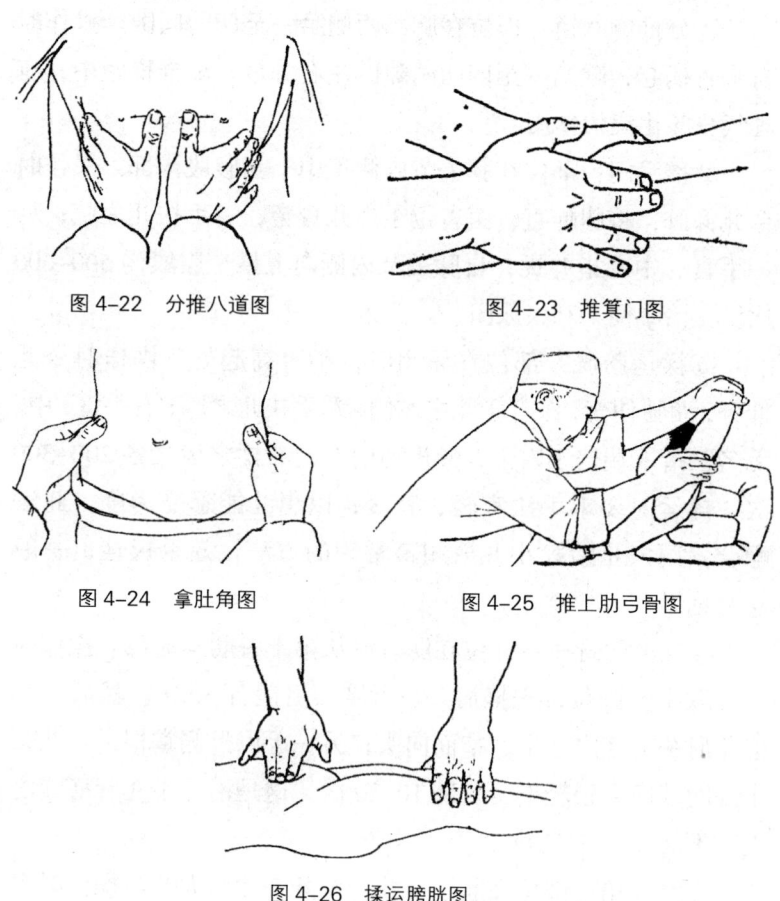

图 4-22 分推八道图　　图 4-23 推箕门图

图 4-24 拿肚角图　　图 4-25 推上肋弓骨图

图 4-26 揉运膀胱图

(注:图 4-22~图 4-26 均出自《儿科推拿疗法简编》)

4. 十三大手法

孙重三流派的"十三大手法"就是小儿推拿的复式操作。小儿推拿复式操作是指有特定姿势和步骤、特定名称与特定主治功用的一类推拿操作，它涉及多穴位、多手法的联合运用，且疗效较单一手法及穴位显著与全面，备受历代推拿学者重视[91]。孙重三流派的"十三大手法"，动作优美，利落大方，操作规范严谨，充分体现了其流派特色。据《儿科推拿疗法简编》，将该流派的十三大手法（复式操作）整理如下。

（1）摇肘肘法

部位：肘肘在手和肘关节处。

手法：医者先以左手拇、食、中三指托患儿之肘肘，再以右手拇、食二指叉入患儿虎口，同时用中指按定天门穴，然后屈患儿之手上下摇之。摇20~30次。

效用：顺气，和血，通经，活络。

（2）打马过天河法

部位：自患儿掌心向上至洪池处。

手法：医者先以运内劳宫法运之，然后屈患儿四指向上，以左手握住，再以食、中二指顶端自内关、间使循天河向上一起一落打至洪池为1次。打10~20次。

又法：以拇、中二指由内关起，循天河弹到洪池。

效用：退热，活络，通关节。

（3）黄蜂入洞法

部位：在两鼻孔。

手法：医者以左手扶患儿之头部，右手食、中二指轻入患儿鼻孔揉之。揉20~30次。

效用：发汗，通气，祛风寒。

（4）水底捞明月法

部位：在小指掌面至手心处。

手法：医者先以左手持患儿之四指，再以右手食、中二指固定患儿之拇指，然后以拇指自患儿小指尖推至小天心处，再转入内劳宫为1次。推30~50次。

效用：性凉寒，能退热。

（5）飞经走气法

部位：自曲池至手指梢。

手法：医者先用右手，握住患儿左手四指，再用左手四指，从曲池起，按之、跳之，至总经处数次。再以拇、中二指拿住患儿之阴池、阳池二穴不动，然后右手将患儿左手四指向上往外，一伸一屈，连续搓20~50次。

效用：行一身之气，清肺，化痰。

（6）按弦搓摩法

部位：从两胁至肚角。

手法：令人抱患儿于怀中，较大的小儿，最好令其两手交叉搭在两肩上，医者以两手从患儿两胁搓摩至肚角处50~100次。

效用：顺气，化痰，除胸闷，开积聚。

（7）二龙戏珠法

部位：在前臂之正面。

手法：医者以左手持患儿之手，使掌心向上，前臂伸直，右手食、中二指自患儿总经处起，以指头交互向前按之，直至曲池为1次。按20~30次。

效用：镇惊定搐，调和气血。

（8）苍龙摆尾法

部位：在手及肘部。

手法：医者用左手托患儿之肘肘，右手握患儿食、中、无名、小指，左右摇动如摆尾之状。摇 20~30 次。

效用：退热，开胸，通便。

（9）猿猴摘果法

部位：在两耳尖及两耳垂。

手法：医者以两手食、中二指夹住患儿两耳尖向上提 10~20 次，再捏两耳垂向下扯 10~20 次，如猿猴摘果之状。

效用：定惊悸，除寒积。

（10）揉脐及龟尾并擦七节骨法

部位：在肚脐及第七胸椎下至尾骨端（即龟尾）。

手法：先令患儿仰卧，医者一手揉脐，另一手揉龟尾。揉毕再令患儿俯卧，自龟尾推至七节骨为补；反之为泻。

效用：止泄，止痢（治赤白痢疾，必先泻后补，首先去大肠热毒，然后方可用补），脱肛。

（11）赤凤点头法

部位：在手中指及肘部。

手法：医者用左手托患儿之肘肘，右手捏患儿中指上下摇之，如赤凤点头之状。摇 20~30 次。

效用：消鼓胀，定喘息，通关顺气，补血宁心。

（12）凤凰展翅法

部位：在手背部。

手法：医者以两手食、中二指，固定患儿之腕部，同时以拇指掐患儿之精灵、威灵二穴，并上下摇动如凤凰展翅之状。摇 20~50 次。

效用：救暴亡，舒喘胀，除噎，定惊。

（13）按肩井法（总收法）

部位：在手之食指、无名指及肩部。

手法：医者以左手中指，掐按患儿之肩井穴（在缺盆上，大骨前一寸半陷中），再以右手拇、食、中三指紧拿患儿之食指和无名指，使患儿之上肢伸直摇之。摇20~30次。

效用：能通行一身之气血，诸症推毕，均宜此法收之。

现存最早的小儿推拿专著《小儿按摩经》（被杨继洲收编在《针灸大成》第十卷称"保婴神术按摩经"）中就记载有复式操作18种，此后相继问世的推拿专著中均载有复式操作，然而不同著作对其名称和操作方法的描述非常凌乱，如"黄蜂入洞"竟有7种操作方法，这给后学者制造了混乱，带来了不便。孙重三继承了小儿推拿的复式操作并将其整理为"十三大手法"沿用至今，是孙重三流派为传承小儿推拿做出的卓著贡献。目前，在全国小儿推拿界，能够完整操作和使用复式操作者，以该流派最为突出。

5."十三大手法"源于《幼科推拿秘书》和《小儿推拿广意》

经笔者研究和调查发现，孙重三流派的十三大手法，源于清代的两部小儿推拿专著——《幼科推拿秘书》和《小儿推拿广意》。

《幼科推拿秘书》[92]为清代骆如龙（字潜庵）撰，骆民新抄订。成书于清康熙三十年（1691年），初刻于雍正三年（1725年）。又名《幼科推拿全书》《推拿秘书》《推拿秘要》。全书共分5卷，其中卷三"推拿手法"中有"十三大手法推拿注释"，正式提出了小儿推拿复式操作"十三大手法"。

《小儿推拿广意》[93]为清代熊应雄（字运英）编，陈世凯（字紫山）重订。约成书于清康熙十五年（1676年），又名《幼科推拿广意》。全书共分3卷,中卷介绍手法和操作,提出了"打马过天河"等复式操作。

孙重三的"十三大手法"名称与操作均与此二书有渊源关系,可以推测,孙重三的"十三大手法"主要承袭于《幼科推拿秘书》和《小儿推拿广意》。在笔者访问中,孙重三流派传人张素芳说:"自己也反复印证过,孙老先生的十三大手法基本上源于《幼科推拿秘书》和《小儿推拿广意》。"

现将孙重三流派的代表作《儿科推拿疗法简编》中的"十三大手法"与《幼科推拿秘书》中的复式操作进行比较。

表 4-8 《幼科推拿秘书》与孙重三流派复式操作比较

《幼科推拿秘书》			孙重三流派
天门入虎口重揉肘穴	"此顺气生血之法也。天门即神门,乃乾宫也,肘肘,膀膊下肘后一团骨也。其法以我左手托小儿肘肘,复以我右手大指叉入虎口,又以我将指管定天门,是一手拿两穴,两手三穴并做也。然必曲小儿手揉之"	摇肘肘法	部位:肘肘在手和肘关节处 手法:医者先以左手拇、食、中三指托患儿之肘肘,再以右手拇、食二指叉入虎口,同时用中指按定天门穴,然后屈患儿之手上下摇之 效用:顺气、和血、通经、活络
黄蜂入洞	"此寒重取汗之奇法也。洞在小儿两鼻孔,我食将二指头,一对黄蜂也。其法屈我大指,伸我食将二指,入小儿两鼻孔揉之"	黄蜂入洞法	部位:在两鼻孔 手法:医者以左手扶患儿之头部,右手食、中二指轻入患儿鼻孔揉之 效用:发汗、通气、祛风寒
水底捞明月	"此退热必用之法也。水底者,小指边也,明月者,手心内劳宫也。其法以我手拿住小儿手指,将我大指,自小儿小指旁尖,推至坎宫,入内劳轻拂起,如捞明月之状"	水底捞明月法	部位:在小指掌面至手心处 手法:医者先以左手持患儿之四指,再以右手食、中二指固定患儿之拇指,然后以拇指自患儿小指尖,推至小天心处,再转入内劳宫为1次 效用:性凉寒、能退热

(续表)

	《幼科推拿秘书》		孙重三流派
按弦走搓摩	"此法开积痰积气痞疾之要法也。弦者，勒肘骨也，在两胁上。其法着一人抱小儿坐在怀中，将小儿两手抄搭小儿两肩上，以我两手对小儿两胁上搓摩至肚角下"	按弦搓摩法	部位：从两胁至肚角 手法：令人抱患儿于怀中，较大的小儿，最好令其两手交叉搭在两肩上，医者以两手从患儿两胁搓摩至肚角处 效用：顺气，化痰，除胸闷，开积聚
二龙戏珠	"此止小儿四肢掣跳之良法也。其法性温，以我食将二指，自儿总经上，参差以指头按之，战行直至曲池陷中"	二龙戏珠法	部位：在前臂之正面 手法：医者以左手持患儿之手，使掌心向上，前臂伸直，右手食、中二指自患儿总经处起，以指头交互向前按之，直至曲池为1次 效用：镇惊定搐，调和气血
猿猴摘果	"此剿疟疾，并除犬吠人喝之症之良法也，亦能治寒气除痰退热。其法以我两手大食二指提孩儿两耳尖，上往若干数，又扯两耳坠，下垂若干数，如猿猴摘果之状"	猿猴摘果法	部位：在两耳尖及两耳垂 手法：医者以两手食、中二指夹住患儿两耳尖向上提10~20次，再捏两耳垂向下扯10~20次，如猿猴摘果之状 效用：定惊悸，除寒积
揉脐及龟尾并擦七节骨	"此治泻痢之良法也。龟尾者，脊骨尽头闾尾穴也，七节骨者，从头骨数第七节也。其法以我一手，用三指揉脐，又以我一手，托揉龟尾，揉讫，自龟尾擦上七节骨为补，水泻专用补；若赤白痢，必自上七节骨擦下龟尾为泻，推第二次，再用补"	揉脐及龟尾并擦七节骨法	部位：在肚脐及第七胸椎下至尾骨端（即龟尾） 手法：先令患儿仰卧，医者一手揉脐，另一手揉龟尾。揉毕再令患儿俯卧，自龟尾推至七节骨为补；反之为泻 效用：止泄，止痢（治赤白痢疾，必先泻后补，首先去大肠热毒，然后方可用补），脱肛
总收法	"诸症推毕，以此法收之，久病更宜用此，永不犯。其法以我左手食指，掐按小儿肩井陷中，乃肩膊眼也，又以我右手紧拿小儿食指无名指，伸摇如数，病不复发矣"	按肩井法（总收法）	部位：在手之食指、无名指及肩部 手法：医者以左手中指，掐按患儿之肩井穴（在缺盆上，大骨前一寸半陷中），再以右手拇、食、中三指紧拿患儿之食指和无名指，使患儿之上肢伸直摇之 效用：能通行一身之气血，诸症推毕，均宜此法收之

如表4-8所示，孙重三流派"十三大手法"共13式，有8式操作包括摇肘法、黄蜂入洞法、水底捞明月法、按弦搓摩法、二龙戏珠法、猿猴摘果法、揉脐及龟尾并擦七节骨法、按肩井法（总收法），从名称、位置、操作和效用看，皆与《幼科推拿秘书》中相同，故得出结论，上8式操作均出自该书。孙重三流派"十三大手法"其余5式操作包括打马过天河法、飞经走气法、苍龙摆尾法、赤凤点头法、凤凰展翅法，从名称、位置、操作和效用看，与《小儿推拿广意》如出一辙，故得出结论，这5式操作均出自该书。其中"赤凤点头法"一式名称与之不同，《小儿推拿广意》中称"赤凤摇头"，但是位置、操作和效用皆相同。

（四）临床应用特点

1. 用穴规律分析

孙重三流派临床疗效显著，为了更好地研究其临床特点，对该流派疾病用穴的处方进行了归纳分析，疾病的处方见附录3，用穴规律见表4-9。

表4-9 《儿科推拿疗法简编》中穴位出现频次及频率表

穴名	频次（次）	累计频次（次）	频率（%）	累计频率（%）
1. 分阴阳	22	22	6.18	6.18
2. 运八宫	22	44	6.18	12.36
3. 脾土	20	64	5.62	17.98
4. 推三关	18	82	5.06	23.03
5. 退六腑	15	97	4.21	27.25
6. 天门入虎口	13	110	3.65	30.90
7. 按肩井	12	122	3.37	34.27
8. 掐足三里	11	133	3.09	37.36
9. 侧推大肠	11	144	3.09	40.45

（续表）

穴名	频次（次）	累计频次（次）	频率（%）	累计频率（%）
10. 拿肚角	9	153	2.53	42.98
11. 按弦搓摩	8	161	2.25	45.22
12. 肾水	8	169	2.25	47.47
13. 揉中脘	7	176	1.97	49.44
14. 摩揉肚脐	7	183	1.97	51.40
15. 揉脐及龟尾	7	190	1.97	53.37
16. 拿承山	6	196	1.69	55.06
17. 拿委中	6	202	1.69	56.74
18. 赤凤点头	6	208	1.69	58.43
19. 推天柱骨	6	214	1.69	60.11
20. 肺经	6	220	1.69	61.80
21. 七节骨	6	226	1.69	63.48
22. 按膝法	6	232	1.69	65.17
23. 三阴交	5	237	1.40	66.57
24. 掐阳陵泉	5	242	1.40	67.98
25. 开天门	4	246	1.12	69.10
26. 捞明月	4	250	1.12	70.22
27. 心经	4	254	1.12	71.35
28. 摇肘法	4	258	1.12	72.47
29. 掐一窝风	4	262	1.12	73.60
30. 清天河	3	265	0.84	74.44
31. 掐五指节	3	268	0.84	75.28
32. 运土入水	3	271	0.84	76.12
33. 苍龙摆尾	3	274	0.84	76.97
34. 腹阴阳	3	277	0.84	77.81
35. 掐二人上马	3	280	0.84	78.65
36. 掐阳辅	3	283	0.84	79.49
37. 掐悬钟	3	286	0.84	80.34

（续表）

穴名	频次（次）	累计频次（次）	频率（%）	累计频率（%）
38. 掐威灵	2	288	0.56	80.90
39. 拿膝眼	2	290	0.56	81.46
40. 掐小天心	2	292	0.56	82.02
41. 推坎宫	2	294	0.56	82.58
42. 运太阳	2	296	0.56	83.15
43. 运耳后高骨	2	298	0.56	83.71
44. 掐风池	2	300	0.56	84.27
45. 掐二扇门	2	302	0.56	84.83
46. 内劳宫	2	304	0.56	85.39
47. 揉涌泉	2	306	0.56	85.96
48. 外劳宫	2	308	0.56	86.52
49. 掐四横纹	2	310	0.56	87.08
50. 揉膻中	2	312	0.56	87.64
51. 肺俞	2	314	0.56	88.20
52. 掐太溪	2	316	0.56	88.76
53. 掐交信	2	318	0.56	89.33
54. 昆仑	2	320	0.56	89.89
55. 掐中冲	1	321	0.28	90.17
56. 掐人中	1	322	0.28	90.45
57. 掐少商	1	323	0.28	90.73
58. 猿猴摘果	1	324	0.28	91.01
59. 掐十宣	1	325	0.28	91.29
60. 推肝经	1	326	0.28	91.57
61. 运水入土	1	327	0.28	91.85
62. 推箕门	1	328	0.28	92.14
63. 揉膀胱	1	329	0.28	92.42
64. 抖腿	1	330	0.28	92.70
65. 揉百会	1	331	0.28	92.98

(续表)

穴名	频次（次）	累计频次（次）	频率（%）	累计频率（%）
66. 揉龟尾	1	332	0.28	93.26
67. 拿百虫	1	333	0.28	93.54
68. 掐臂臑	1	334	0.28	93.82
69. 掐肩髃	1	335	0.28	94.10
70. 掐肩贞	1	336	0.28	94.38
71. 推上肋骨弓	1	337	0.28	94.66
72. 掐手三里	1	338	0.28	94.94
73. 掐曲池	1	339	0.28	95.22
74. 掐尺泽	1	340	0.28	95.51
75. 掐合谷	1	341	0.28	95.79
76. 掐外关	1	342	0.28	96.07
77. 掐支沟	1	343	0.28	96.35
78. 凤凰展翅法	1	344	0.28	96.63
79. 飞经走气法	1	345	0.28	96.91
80. 掐间使	1	346	0.28	97.19
81. 掐灵道	1	347	0.28	97.47
82. 掐内关	1	348	0.28	97.75
83. 掐神门	1	349	0.28	98.03
84. 掐商丘	1	350	0.28	98.31
85. 掐太冲	1	351	0.28	98.60
86. 掐伏兔	1	352	0.28	98.88
87. 掐阴市	1	353	0.28	99.16
88. 掐梁丘	1	354	0.28	99.44
89. 按揉环跳一	1	355	0.28	99.72
90. 按揉环跳二	1	356	0.28	100.00

如表4-9所示,《儿科推拿疗法简编》中穴位出现频率最高的前6位分别是:分阴阳22次,运八宫22次,均占6.18%,并居第一;脾土20次,占5.62%,居第三;推三关18次,占5.06%,居第四;退六腑15次,占4.21%,居第五;天门入虎口13次,占3.65%,居第六。此6个穴位中,比较其穴位的性质,脾土、推三关2穴属"补",退六腑1穴属"泻",分阴阳、运八宫2穴属"平补平泻"。可以推测,孙重三在《儿科推拿疗法简编》中多使用平补平泻之穴。同时共列出20个病名,39个证型(其中小儿麻痹症一病即有13个证型),共使用了90个穴名,共出现356次。其中复式操作出现10种,包括摇斗肘法4次、水底捞明月法4次、飞经走气法1次、凤凰展翅法1次、按弦搓摩法8次、苍龙摆尾法3次、猿猴摘果法1次、揉脐及龟尾并擦七节骨法7次、赤凤点头法6次、按肩井法12次。

根据以上分析结果,该流派临床手法和用穴规律主要包括以下3个方面。

(1)复式操作(或称大手法)使用频率高。该流派临床上治疗各种病症时均会配合上1~3种大手法,而每次治疗结束时必配按肩井法收之。如治疗急惊风配用猿猴摘果;慢惊风配用天门入虎口、赤凤点头;伤乳伤食、腹泻配用苍龙摆尾、按弦搓摩;脾虚泻配用揉脐及龟尾并擦七节骨;噤口痢配用摇斗肘和揉脐及龟尾并擦七节骨;腹痛属热配用水底捞明月,属伤食配用苍龙摆尾等。

(2)善用分手阴阳和运八宫(运八卦)。二穴都出现22次,频率并居第一,《儿科推拿疗法简编》共列出20个病名,39个证型(其中小儿麻痹症一病即有13个证型),每个证型其处方的第一个穴位便是分手阴阳。分手阴阳一穴,部位在手掌根部；操作是自小天心处向两旁分至阳池、阴池；主治急慢惊风、乳食积滞、身热不退、烦躁不安，有调阴阳、和气血的作用[94]。运八宫一穴，部位是指八宫环绕在手掌中心。八宫即乾、坎、艮、震、巽、离、昆、兑，又称"八卦""八方"；主治急慢惊风、痰喘咳嗽、吐乳、胸闷虚实各症，能消腹胀、开胸化痰、除气闷[95]。

（3）善用掐法。临证出现的90个穴位中，使用掐法的有36个。因小儿推拿临证起效核心是穴位的操作，即手法加穴位。单独使用某一手法或单独使用某一穴位，都不能发挥其作用，只有将二者结合在一起形成了操作，才能起到治疗作用。当代小儿推拿工作者早已将掐法列为重手法之一，因其容易损伤患儿的肌肤，临床应用较少。该流派这36穴在操作时，完全可以使用诸如揉法、按法之类的较柔和的手法，而孙重三摒弃小儿推拿手法中常用的按揉法，大量使用掐法，这是该流派手法应用的特点之一。

2. 特色经验

（1）首创"四大手法"。孙重三将小儿推拿专著中介绍的头面部推法，经过临床实践，简化为"开天门、推坎宫、运太阳、运耳后高骨"4种操作方法，称"四大手法"[26]。此手法用于头痛、头晕、感冒、发热、精神萎靡、惊风等症。以感冒为例，用四大手法为基本方，风寒者，加多推三关；风热者，加多清天河水。临床使用简便显效。

（2）推天柱骨治呕吐。天柱骨穴，是指项后中间入发际一寸处直至第七颈椎。以食指或拇指自上向下推800次以上，对各种原因引起的呕吐均有很好的止吐作用。该流派治疗呕吐多以推天柱骨配运八卦为主，伤食吐加分腹阴阳、运板门；

脾虚吐加补脾经；湿热吐加清天河水、推箕门；寒吐加推三关等，辨证施治，都能取得较好的效果。

（3）侧推大肠、推脾经、推上七节骨加减治疗腹泻。此法治疗腹泻，虚证用补法，实证用泻法，再随症灵活加减。如虚寒泻加推三关、捏脊；湿热泻去推上七节骨，加清天河水、退六腑、推箕门；伤食泻加运板门、运八卦；气虚加天门入虎口等。

此外，该流派还利用推箕门利尿，摩神阙治疗呕吐、腹泻、厌食、疳积、腹痛等症；分推胸八道配推揉膻中治咳嗽。

三、流派传承

（一）传承谱系

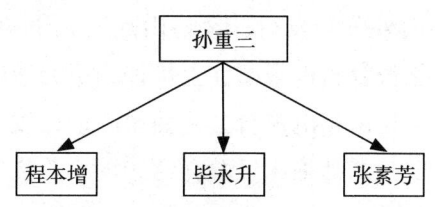

孙重三流派传承谱系图

1. 毕永升（1937—2011年），男，山东省桓台县人，1962年毕业于上海中医学院附属推拿学校，同年起由医院选派，指定为孙重三的正式弟子，跟随先生学习小儿推拿，历时3年。曾任山东中医学院推拿教研室及附院推拿科副主任、主任，山东中医学院推拿练功教研室主任、副教授。曾任山东省气功科学研究会学术委员，山东省教育系统气功科学研究会理事，济南市气功科学研究会理事、学术委员会副主任委员，山东中医学院气功科学研究会副理事长、学术委员会主任。

他认真学习了孙重三先生的学术思想，总结手法、穴位的规律和临床经验，并苦练手法，系统掌握了小儿推拿的理论体系，积累了丰富的实践经验。他还博采众长，登门求教，学习和研究张汉臣、李德修等小儿推拿名老中医的经验,丰富了自己的小儿推拿理论。

1975 年他将多年积累的小儿推拿经验写成 10 万余字的中医学院试用教材《推拿学·小儿推拿》。1987 年主审了全国中等中医药教材《推拿学》,参编《中国医学百科全书·推拿学》《中华推拿医学志——手法源流》等著作。为了继承、发扬山东著名推拿老中医的经验,他编导拍摄了教学电影《小儿推拿》以及《儿科推拿疗法》《张汉臣小儿推拿》《李德修小儿推拿》《张洪九推拿》《烟台伤科推拿》《崂山点穴》等 6 部推拿彩色录像资料教学片。其中《儿科推拿疗法》由中华医学音像出版社出版,国内外公开发行;《崂山点穴》于 1984 年华东地区医药院校电化教育软件观摩会上被评为优秀教学录像片,其他录像片也多次在山东电视台公开播放。他还发表了《小儿保健推拿》《孙重三老师临床经验介绍》《小儿推拿退热》等多篇论文[96]。

2. 张素芳,女,1940 年 12 月出生于上海,于 1958 年进入上海中医学院附属推拿学校,该校由各地著名推拿老中医如王纪松等教授成人推拿手法如一指禅推法,由刘开运教授小儿推拿。1961 年毕业后到山东中医学院附属医院推拿科工作,跟随孙重三先生学习小儿推拿。2000 年退休至今。曾任中华中医药学会儿科分会第二届委员会委员,省级医疗事故技术鉴定委员会专家库专家。主编《中国小儿推拿学》《实用英汉中医药大全推拿治疗学》2 部,参编著作 7 部,发表相关论文 20 余篇,曾获山东省科学技术二、三等奖 4 项,校点古籍 1 部。

张素芳师从孙重三多年,继承了孙重三的学术思想和经验。她临证诊病仍以天人相应的整体观念为理论指导,重视疾病的诊断,重视手法的练习,尤其是摩法,她曾说过,摩法似乎学习起来非常简单,实则是非常难练好的一个手法,因摩法是推拿手法中最古老的手法,手法越古老说明其疗效越肯定。摩法是非常轻柔的一个手法,但要达到"柔中有刚,刚中有柔",故其难练;同样给病人治好病,应尽量选用轻柔的手法,因好的手法是"以病人不知其苦而为之",摩法便是这样的。对"十三大手法",她有自己的体会和经验,每每临证都要用一二式复式操作,其手法同样落落大方,温文尔雅,常有病人及学生说"看起来好似抚摸了几下,孩子的病就好了"。练习手法要求同时练习推拿功法,认为有了功法的基础,操作者一则可以自己强身健体,二则手法更具有持久力,三则手法疗效持久。临床用穴注重组方的方义,与孙重三如出一辙。主张"效不更方",即临床处方若有效,则不要随意更改处方。临证处方善用分手阴阳,主张小儿无论何疾病,都属阴阳失调,因此要先调阴阳。

(二) 文献传承

孙重三潜心研究《小儿推拿广意》《幼科推拿秘书》《厘正按摩要术》等小儿推拿专著,结合个人的临床实践,形成了独特的学术思想,其经验被收入《儿科推拿疗法简编》和《通俗推拿手册》中。

1.《儿科推拿疗法简编》

此书有2个版本。其一是山东省中医进修学校编,1959年12月由山东人民出版社出版。全书共分四部分。分述推拿疗法发展简史、适应证、禁忌证、操作前准备及注意事项;四诊要义;常用基本手法8种,常用穴位77个,每穴的操作手法,均附有精美照片插图,便于读者按图操作;20种病症的治疗方法等。书末附古人认症参考歌诀、手法参考歌诀。

其二于 1979 年 3 月出版。该书为孙重三去世后，为纪念先生，山东省卫生局中西医结合办公室根据 1959 年版增补修订而成。根据教学、临床经验，对其中的理论部分和穴位主治、手法操作及治疗等方面做了增补和修订。为了便于读者按图操作和记忆，将原来的照片图全部改为线条图。文字说明力求简明易懂。

2.《通俗推拿手册》

山东中医学院编，1960 年 4 月由山东人民出版社出版。该书内容源于《儿科推拿疗法简编》，包括三部分即概论、推拿手法和穴位、治疗，删除了基础理论部分。内容精简，通俗易懂。

3.《中国小儿推拿学》

张素芳主编，毕永升和程本增参编。1992 年 7 月由上海中医学院出版社出版。该书是推拿学系列丛书之一。全书共 8 章，分为基础理论、临床治疗、保健推拿三部分。

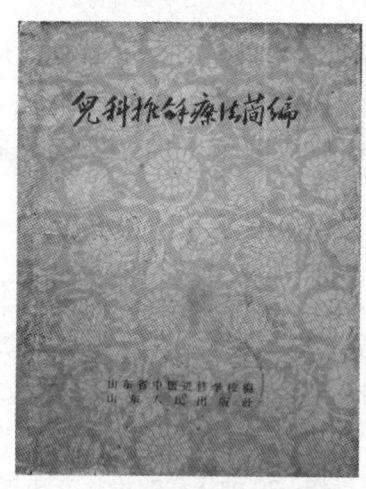

图 4-27 《儿科推拿疗法简编》版本 1

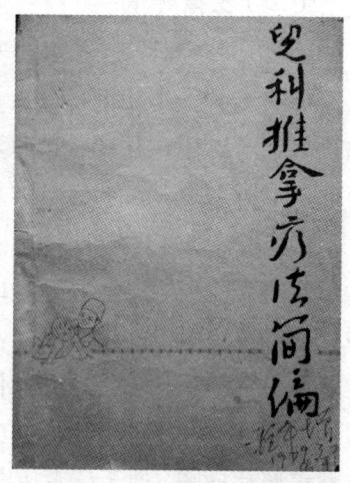

图 4-28 《儿科推拿疗法简编》版本 2

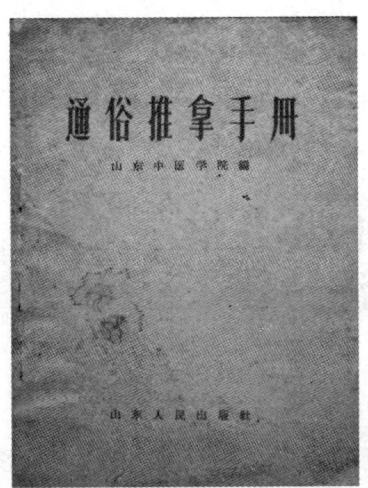 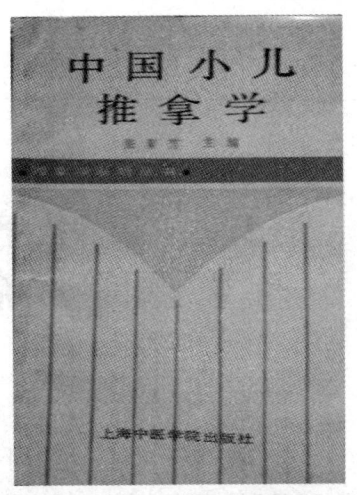

图 4-29 《通俗推拿手册》　　图 4-30 《中国小儿推拿学》

（三）流派影响

该流派编导拍摄了教学电影《小儿推拿》以及《儿科推拿疗法》《张汉臣小儿推拿》《李德修小儿推拿》《张洪九推拿》《烟台伤科推拿》《崂山点穴》等 6 部推拿彩色录像资料教学片。其中《儿科推拿疗法》由中华医学音像出版社出版，国内外公开发行；《崂山点穴》在 1984 年华东地区医药院校电化教育软件观摩会上被评为优秀教学录像片，其他录像片也多次在山东电视台公开播放。

第五章 当代齐鲁小儿推拿三大学术流派比较

"小儿推拿流派"是指小儿推拿学科内因不同的师承而形成的以独特的研究旨趣、技艺、方法为基础的不同学术流别。当代齐鲁小儿推拿三大流派历经近百年的发展，形成了各自鲜明的学术特征，成为当代国内外影响极大的小儿推拿流派，为复兴和发展中医小儿推拿学做出了重要贡献。本研究证实，三大流派在形成和发展过程中，都有各自的学术渊源，并形成了各自成体系的学术思想以及独具特色的流派特征包括诊法特点、治法特点、手法和取穴特点、临床应用特点等。现将各流派的学术特点及传承现状比较如下。

第一节 学术渊源

追溯当代齐鲁小儿推拿三大流派的学术渊源，三字经流派最为清晰，即源于清代徐谦光，以徐谦光所著《推拿三字经》为学术主旨。由于历史及社会原因，大多古代小儿推拿习业者文化水平较低，三字经派的代表人物李德修先生是一位耳聋的残疾人，习此业原是为谋生，未曾想会成为流派形成承上启下的关键人物。在其影响下，三字经流派已成为当今很有影响力的小儿推拿流派。除了李先生个人聪颖、勤奋等因素外，三字经小儿推拿流派的技术相对易于传承学习也是一个重要原因。

张汉臣流派的学术渊源，源自清代张振鋆所著《厘正按摩要术》。该流派最擅长望诊，其学术思想的来源应不仅仅是某一部著作。张汉臣在学习小儿推拿以前是学中医内科的，幼年时便读了大量的中医学著作。因此中医功底更深厚，其著作也最多。

孙重三流派最擅长、最具特色的内容当属复式操作"十三大手法"。前文已论及，小儿推拿的复式操作是最难掌握的，因其在流传过程中无论是名称还是操作方法都有些凌乱。清代骆如龙所著《幼科推拿秘书》有"十三大手法推拿注释"，正式提出了小儿推拿"十三大手法"，且其中8式操作，从名称、位置、操作和效用看与孙重三流派相同；该流派其余5式操作则源于清代熊应雄所著《小儿推拿广意》。可以推测，孙重三流派的"十三大手法"主要承袭于《幼科推拿秘书》和《小儿推拿广意》。同时，孙重三流派首创的"四大手法"包括开天门、推坎宫、运太阳、运耳后高骨，均源自《小儿推拿广意》。《小儿推拿广意》是孙重三流派理论与手法的主要源头。

三大流派的学术思想主要受到明清时期小儿推拿学术的影响。明清时期是中医小儿推拿学的兴盛时期，出现了大量的小儿推拿专著，这些专著是当代齐鲁小儿推拿学术思想的渊源所在。三大流派学术的直接渊源都是清代的小儿推拿著作，而清代以后的小儿推拿著作多以明代的《小儿推拿秘诀》和《小儿推拿方脉活婴秘旨全书》为蓝本，而形成两大系列[97]。

《小儿推拿方脉活婴秘旨全书》，2卷。龚廷贤（字子才，号云林、悟真子）撰，姚国祯补辑。约成书于明万历三十二年（1604年）。该书又名《小儿推拿秘旨》《小儿推拿活婴全书》等。该书是最早的小儿推拿单行本，编辑《中国医学大成》的曹炳章先生，称此书为"推拿最善之本"，对明清小儿推拿体系的完善起了极大作用。全书分上、下2卷。上卷为儿科基本理论与推拿理法，下卷述儿科方脉。该书与1601年成书的《小儿按摩经》（其学术思想源于《补要袖珍小儿方论》的"秘传看惊掐筋口授手法论"）关系密切，对小儿推拿疗法的介绍，比"秘传看惊掐筋口授手法论"和《小儿按摩经》更为详尽。《小儿推拿广意》中推拿在小儿惊风治疗中的作用部分内容源自《补要袖珍小儿方论》，其"脏腑歌"论述脏腑病症的小儿推拿方法部分内容源自《小儿按摩经》的"手法歌"和《小儿推拿方脉活婴秘旨全书》的"五脏主病歌"。可以说，《小儿推拿广意》一书中的大部内容与《小儿推拿方脉活婴秘旨全书》有一定渊源关系。

《小儿推拿秘诀》，周于蕃（字岳夫）编撰，成书于明万历三十三年（1605年）。又名《小儿科推拿仙术》《小儿科推拿秘诀》《小儿科推拿仙术秘诀》《推拿仙术》。该书为早期的小儿推拿著作之一，成书略晚于《小儿按摩经》，其内容与《小儿推拿方脉活婴秘旨全书》《万育仙书》等明代小儿推拿著作关系密切。清代重要的小儿推拿著作《厘正按摩要术》就是以此书为蓝本修订增补而成。

综上，当代齐鲁小儿推拿三大流派在形成和发展过程中，都有各自的学术渊源。见表5-1。

表 5-1　当代齐鲁小儿推拿三大流派学术渊源比较

流派	学术渊源	
	清代	明代
三字经流派	徐谦光著《推拿三字经》	
张汉臣流派	张振鋆编《厘正按摩要术》	周于蕃编撰《小儿推拿秘诀》
孙重三流派	熊应雄辑《小儿推拿广意》	龚廷贤撰《小儿推拿方脉活婴秘旨全书》

结论：当代齐鲁小儿推拿三大流派的学术渊源，与明清时期的小儿推拿著作关系密切。三字经流派源自清代徐谦光所著《推拿三字经》；张汉臣流派源自清代张振鋆所编《厘正按摩要术》，其学术承自明代周于蕃编所撰《小儿推拿秘诀》；孙重三流派主要承袭于清代熊应雄所辑《小儿推拿广意》和骆如龙所著《幼科推拿秘书》，前者又与明代龚廷贤所撰《小儿推拿方脉活婴秘旨全书》有密切关系。

小儿推拿学作为中医学的一个分支，同样应具备"学"与"术"的双重脉络，由于历史及社会原因，加上小儿推拿学本身的特点，历朝历代从事小儿推拿业者皆重"术"轻"学"，故有大多古代小儿推拿习业者处于社会较低层次的现象。出现这种现象的原因有二：一是重"术"轻"学"；二是习"术"容易而传"学"难。小儿推拿的"学"涉及中医学、中医儿科学和中医推拿学3门学科学术范畴，单单学习任何一门学科的理论都很困难，故与中医学其他临床学科相比，小儿推拿学的"学"学习传承与创新就更困难些。本书通过挖掘三大流派的学术渊源，力争将小儿推拿"学"的发展脉络梳理清楚，让当代小儿推拿后学者少走弯路，找到小儿推拿"学"的源头，穷源溯流，"学""术"并重。

第二节 流派特征

一、诊法特点

诊断方法被中医历代医家所重视,《望诊遵经》的叙中说:"非诊无以知其病,非诊无以知其治也。"三大流派都有各自的诊法特点,其中既有相似之处,更有各自的流派特色。现将三大流派的诊法特点比较如下,见表 5-2。

表 5-2 当代齐鲁小儿推拿三大流派诊法特点比较

流派		诊法内容
三字经流派	望印堂	印堂见有红筋,为心肺有热;山根见有青色,为肝有风热;印堂见有黑色,为风寒入肾;印堂见有白色,为肺有痰;印堂皮黄为脾胃之病
	望形态	小儿时时用手搓揉头目,为头痛头晕之征;痛时面青,手抱胸胁,俯而摇身为患胆道蛔虫之征;患肠梗阻,痛时作翻绞状;食积腹痛,发作有时,痛则汗出
张汉臣流派	望面色	小儿面青,则病在肝;面黄,则病在脾;面白,则病在肺;面赤,则病在心;面黑,则病在肾
	望鼻 鼻色	鼻准属脾,正常应微黄光亮。色青无泽,为胸中痰饮,紫暗为时病,色白为肺气虚,色红为脾热,色黄为脾败
	望鼻 形态	鼻代表脾胃的功能,且"鼻大为佳,鼻大者脏气有余,鼻小者脏气不足"
孙重三流派	望指纹	通过看纹察色,达到"浮沉分表里,红紫辨寒热,淡滞定虚实"
	重视闻诊	根据患者声音的改变,可以判断疾病的表里、寒热、虚实;据患儿的呼吸气息和排泄物如鼻涕、大小便等所发出的异常气味,对疾病做出判断

下篇 当代齐鲁小儿推拿学术流派研究

（一）重视望诊

如表 5-2 所示，三大流派诊法的共同点是都注重望诊，但望诊的重点不同。如三字经流派擅长"望印堂"和"望形态"；张汉臣流派擅长"望面色"和"望鼻"；孙重三流派擅长"望指纹"。

三字经流派指出："诊脉不如看印堂，印堂穴用水洗净观之，分红、青、黑、白、黄。何色分何病也，必须细心详察。"认为印堂见有红筋，为心肺有热；山根见有青色，为肝有风热；印堂见有黑色，为风寒入肾；印堂见有白色，为肺有痰；印堂皮黄为脾胃之病。该流派也"望形态"，小儿时时用手搓揉头目，为头痛头晕之征；痛时面青，手抱胸胁，俯而摇身为患胆道蛔虫之征；患肠梗阻，痛时作翻绞状；食积腹痛，发作有时，痛则汗出。

张汉臣流派最擅长望面色及光泽。认为色是指青、黄、赤、白、黑等颜色；泽是指荣润枯槁，鲜明暗晦光彩而言。主张若小儿面青，则病在肝；面黄，则病在脾；面白，则病在肺；面赤，则病在心；面黑，则病在肾。还认为人以胃气为本，无论哪种面色，正常情况下都应略带黄色。尤其指出面色五位色鲜为新病，其症轻；五位色暗浊为久病，属重病。临诊非常重视主色与客色，病色与气色的关系。提出"滞色"一词，并认为"滞色"是病色的一种，表现为面部皮肤不舒畅，常见于外感疾病。还指出"滞色"有新、陈之分。该流派还注重望苗窍，最擅长望鼻，认为鼻准属脾，正常应微黄光亮，色青无泽为胸中痰饮，紫暗为时病，色白为肺气虚，色红为脾热，色黄为脾败。认为"鼻大为佳，鼻大者脏气有余，鼻小者脏气不足"。具体内容包括望鼻准和鼻翼、望山根（又称二、三门）、望年寿（又称延年）

三方面。

孙重三流派的望指纹遵古训"浮沉分表里，红紫辨寒热，淡滞定虚实"。认为指纹红黄相兼，隐隐不显是常色。指纹若见红色，为寒证；若见紫色，为热邪炽盛；若呈淡红色，且患儿皮肤苍白，唇色惨淡，为虚寒证，淡紫色为虚热证；指纹形直多属热证，指纹形曲多属寒证。又认为若纹见风关，其病尚轻；纹见气关，其病已重；纹见命关，病情更重；指纹透达指端（即"透关射甲"），多为危重之候。还认为若病邪遏郁，营卫阻滞，升降稽留，指纹推之涩滞，而无流利现象的，多属实证。

中医望诊有着悠久的历史。先秦时期，医家已开始把望诊作为诊断疾病的重要方法。如《周礼·天官》中记载"以五气、五声、五色眂其死生"[98]；长沙马王堆出土的帛书《五十二病方》[99]中所载103种疾病，涉及内、外、妇、儿临床各科，其中疾病的诊断，就主要依靠望诊；公元前5世纪的名医扁鹊有"望齐侯之色"等望诊范例，首先提到望诊；《难经·六十一难》中载有"经言望而知之谓之神，闻而知之谓之圣，问而知之谓之工，切脉而知之谓之巧"，将中医的四诊分为神、圣、工、巧，并将望诊列在首位；《素问·阴阳应象大论》载"善诊者，察色按脉，先别阴阳"。故直到《黄帝内经》的问世，对望诊的意义、方法、重要性及具体内容等均做了较为全面系统的阐述，确立了中医学望诊的基本理论和方法。西汉三国时期，将望诊范围扩大到舌等器官。晋隋唐时期，望诊因脉诊的流行而衰微。宋金元时期，以《敖氏伤寒金镜录》为代表舌诊、小儿脉络诊法比较成熟。明清时期及近代，以《望诊遵经》《望色启微》为代表又回到《黄帝内经》时期的望面色诊病的望诊内容上[100]。根据儿科的临床特点，历代儿科医家也重视望诊，如《幼科铁镜·望形色审苗窍从外知内》说："望、闻、问、切，固医家之不可少一者也，在大方脉则然，而小儿科，则惟以望为主"。

追溯中医学诊法的发展历程，可以看出，望诊经历了兴盛、衰退、回归兴盛的过程；由于儿科学诊察对象的独特性，望诊一直被列为四诊首位。三大流派的共同点"重视望诊"遵循中医学诊法的发展规律，也符合中医儿科学的诊断特点。

（二）注重望色

三大流派的望诊内容，均注重望色，如三字经流派是望印堂之色，张汉臣流派是望面色和鼻色，孙重三流派是望指纹之色。其中三字经流派和张汉臣流派的望色内涵相近，均包括青、赤、黄、白、黑5种颜色。

研究中医望诊的整个发展历程，不难看出，"望色（色诊）"是整个望诊方法的核心内容。从扁鹊的"望齐侯之色"，到《难经》的"望而知之者，望见其五色"，以及《素问·脉要精微论》中"夫精明五色者，气之华也"，《素问·五脏生成》中"五色微诊，可以目察"，主要内容就是"望色"。东汉张仲景的《伤寒杂病论》，望色的内容和方法已经扩大到肤色、目色、舌色、苔色、便色等。西晋《脉经》和隋唐《诸病源候论》的问世，出现望色衰落，脉诊盛行，但仍主张色、脉并重，只是将脉诊放在首位。宋金元时期的《敖氏伤寒金镜录》，使得舌诊得到了进一步发展；这一时期也出现了小儿脉络诊法。明清时期，望色诊病的专著出现，如《望诊遵经》和《望色启微》，标志着望色理论系统的成熟，也使得这一时期的色诊又回到了《黄帝内经》的理论和方法上来。

由此可见，传统的中医望诊就是指望色诊病，在中医发展史上占有极其重要的地位，是《黄帝内经》《难经》中首倡的诊断方法，但随着时代的变迁，其内涵也在不断变化，然而一直以《黄帝内经》《难经》确定的基本概念、理论、方法为主，后世的诸多望诊理论及专著都未能超越。《黄帝内经》认为"色"是脏腑气血的外在表现，"夫精明五色者，气之华也"，认识到气血之精华外达肌肤可以形成个人不同的色的表现，为生命的基本现象。《难经》"望而知之者，望见其五色"，认为望色的具体内容是五色。因此望色包括青、赤、黄、白、黑5种颜色，通过五色与阴阳五行学说相结合，按五脏配五行、五色的理论，根据机体所表现的不同颜色变化诊断疾病。

当代齐鲁小儿推拿三大流派望诊的核心内容也是望五色，其思想源自《黄帝内经》和《难经》，在五行理论的指导下，以五色配五脏来进行诊断。

（三）望诊部位

三大流派均重视望诊，但各流派望诊的部位不同。三字经流派的"望印堂"和张汉臣流派的"望面色和望鼻"，所望的部位均为面部；孙重三流派的望诊部位为"指纹"。

清代汪宏所著《望诊遵经》中载有"大凡望诊，先分部位，后观气色"，明确提出了望诊的实施顺序，即先分部位，后观气色。关于望色部位，《黄帝内经》中有望面色、望目色、望络色等不同。其中望面色的分属方法有两种[101]。一是以明堂居于中央而分，如《灵枢·五色》曰"明堂骨高以起，平以直，五脏次于中央，六腑挟其两侧，首面上于阙庭，王宫在于下极，五脏安于胸中"，又说"明堂者鼻也，阙者眉间也，庭者颜也"。二是以五方五行位置来分，如《灵枢·五阅五使》说"五色之见于明堂，以观五脏之气"；《灵枢·五色》说"以五色命脏，青为肝,赤为心,白为肺,黄为脾,黑为肾"。三字经流派的"印堂五色纹"和张汉臣流派的"面部五色",望色部位均为面部,源于《灵枢》的五方五行划分法,都是以"五色命脏";张汉臣流派的"望鼻"理论应源于明堂分法。

  望络色,即诊察络脉,可以辨别疾病的寒热性质及其病变部位等变化,一般来说,络色青或白主寒,色黄赤主热。《灵枢·经脉》指出:"经脉者,常不可见……脉之常见者,皆络脉也。"为后世小儿食指脉络诊法(望指纹)奠定了基础。关于小儿食指脉络诊法的起源一直存在争论。一说自《黄帝内经》开始;一说起源于唐代王超的《仙人水镜图诀》,书中记载了风、气、命三关,但因该书已佚,无据可考。现存最早的有小儿食指脉络诊法记载的医书为成书于1132年许叔微的《普济本事方》[100]。郑曙光[102]认为中医望指纹,最早从《灵枢·经脉》诊鱼际脉络法发展而来,始见于唐代王超《仙人水镜图诀》。清代医家陈复正在《幼幼集成》中对此种诊法阐述最详:"盖此者,即太渊脉之旁支也。"又指出:"浮沉分表里,红紫辨寒热,淡滞定虚实,三关测轻重。"孙重三流派的"望指纹",其理论可能源于此。

  孙重三流派诊法中的另一特点是"重视闻诊",其理论亦源自《黄帝内经》。闻诊包括听声音、嗅气味、察呼吸等方面。第一,从声音的高低强弱及变乱情况,可测知病变的虚实、寒热及脏腑;第二,邪气入侵,熏蒸体内,浊气泛溢肌肤、孔窍,就会出现一种异常气味。根据不同的气味,便可诊察相关脏腑的病变[103]。孙重三流派闻诊中的"听声音"是根据患者声音的改变,判断疾病的表里、寒热、虚实;"嗅其味"是根据患儿的呼吸气息和排泄物,如鼻涕、大小便等所发出的异常气味,对疾病做出判断。

综上所述,当代齐鲁小儿推拿三大流派诊法上的共性主要体现在两方面:第一,重视望诊,遵循中医诊断学和中医儿科学的发展规律;第二,核心是望色,内容包括青、赤、黄、白、黑5种颜色,并将五色与阴阳五行学说等相结合,按五脏配五行五色的理论,以机体所表现的不同颜色的变化进行疾病的诊断。其理论源自《黄帝内经》。三大流派诊法的不同点主要体现在望诊的部位不同,但均在《黄帝内经》的望诊部位划分法之内。三字经流派和张汉臣流派的诊法思想内涵接近,孙重三流派的诊法独具一格。

二、治法特点

三大流派都有各自的治法特点,张汉臣流派和三字经流派的治法特点鲜明而具体,而孙重三流派的治法特点全面而严谨。见表5-3。

表5-3 当代齐鲁小儿推拿三大流派治法特点比较

流派	治法内容
三字经流派	①据虚实定清补;②辨别阴阳定清补;③据五行生克定清补
张汉臣流派	①小儿推拿治疗八法;②据面色、滞色定治则;据五色与四时关系定治则;③治病求本,注重扶正
孙重三流派	①善调阴阳;②治法全面

三字经流派的治法特点是据望印堂所察之五色,以五色配五脏,且穴位所属亦各归于五脏,临证以脏腑辨证为主。具体的治法是:①据虚实定清补法;②辨别阴阳定清补法;③据五行生克定清补法。

张汉臣流派的治法特点,体现在将中医学中的"治疗八法"融入小儿推拿的治法当中,提出"小儿推拿治疗八法":汗、吐、下、和、清、温、补、消；与望诊内容结合，据面色、滞色定治则；据五色与四时关系定治则；治病求本，注重扶正，严守标本兼治，提出具体的治法"治本法""治标法"和"标本兼治法"；非常讲究小儿推拿的补泻方法等。

孙重三流派在天人相应的整体观指导下，遵循八纲辨证，治病善调阴阳，主张以阴阳、五行为理论指导，以辨证论治为治疗法则，运用各种推拿手法，通过经络"行气血，通阴阳"的作用，来调整脏腑营卫，从而达到治疗目的。其诊断是运用中医学四诊、八纲进行诊察、归纳，做出判断。

三字经流派和张汉臣流派在治法中蕴含着各自的辨证思想，从这些治法的提出可以反映，三字经流派诊治疾病是在五行生克原理的指导下，遵循治病求本的原则。张汉臣流派诊治疾病，主张临证首辨标本缓急，"急则治其标，缓则治其本"，尤其注重扶正。

三大流派治法皆源自《黄帝内经》。三字经流派和张汉臣流派皆主张"治病求本"，三字经流派的"本"是针对病因病机，即是"证"，据虚实、阴阳、五行生克定清补法；张汉臣流派的"本"体现在标本缓急，其提出具体的"治本法""治标法"和"标本兼治法"，与《黄帝内经》中"急则治其标，缓则治其本""间者并行"，意即标急治标、本急治本、标本俱急俱缓宜标本同治之理同出一辙。孙重三流派"善调阴阳"是《素问·至真要大论》"谨察阴阳所在而调之，以平为期"在儿科推拿中的具体应用。

三、手法和取穴特点

（一）手法特点

为便于比较，按照《推拿手法学》[104]中手法的分类标准，本书将三大流派的常用手法分为单式手法、复式手法两类，结合各流派的特色操作比较如下。

表 5-4　当代齐鲁小儿推拿三大流派手法特点比较

流派	单式手法（基本手法）		复式手法	特色操作
三字经流派	6种	推法、揉法、拿法、捣法、分合法、运法	天门入虎口、虎口入天门、运水入土、运土入水、黄蜂入洞	两穴联推
张汉臣流派	10种	推法、拿法、揉法、运法、掐法、按法、点法、分法、合法、捏挤法	运水入土、运土入水、黄蜂入洞	捏挤法、揉乙窝风
孙重三流派	8种	推法、按法、掐法、揉法、运法、搓法、摇法、摩法	摇肘肘、打马过天河、黄蜂入洞、水底捞明月、飞经走气、按弦搓摩、二龙戏珠、苍龙摆尾、猿猴摘果、揉脐及龟尾并擦七节骨、赤凤点头、凤凰展翅、按肩井（总收法）	分推胸八道、推箕门、揉运膀胱、推上肋骨弓、拿肚角

如表 5-4 所示，三字经派的基本手法有 6 种，包括推法、揉法、拿法、捣法、分合法、运法；张汉臣流派的基本手法有 10 种，包括推法、拿法、揉法、运法、掐法、按法、点法、分法、合法、捏挤法；孙重三流派的基本手法有 8 种，包括推法、按法、掐法、揉法、运法、搓法、摇法、摩法。三大流派的基本手法皆源自《厘正按摩要术》。该书在"凡例"中提出："立法宜详也。首按摩，继以掐、揉、推、运、搓、摇，合为八法。"[105] 首次将小儿推拿常用手法详细列举出来并一一做了解释，在诸多小儿推拿专著中，该书是记载手法最详细、最完整的。比较三大流派的常用手法，发现各个流派的手法皆以此"八法"为蓝本，尤其是孙重三流派的 8 种基本手法，

与《厘正按摩要术》同出一辙。

　　三大流派在临床应用中皆使用复式操作。如表5-4所示，三字经流派所使用的复式操作有5个，包括天门入虎口、虎口入天门、运水入土、运土入水、黄蜂入洞；张汉臣流派所使用的复式操作有3个，包括运水入土、运土入水、黄蜂入洞；这两派临床使用复式操作数量较少。孙重三流派使用复式操作的数量较多，并在沿袭古人的基础上，加上自己的临床经验，总结成了"十三大手法"，包括摇肘、打马过天河、黄蜂入洞、水底捞明月、飞经走气、按弦搓摩、二龙戏珠、苍龙摆尾、猿猴摘果、揉脐及龟尾并擦七节骨、赤凤点头、凤凰展翅、按肩井（总收法），而且临证每病都用1~3式。故孙重三流派的"十三大手法"是三大流派中最具特色的手法，在小儿推拿中一枝独秀。

　　三大流派在实践中形成了自己的特色操作。三字经流派创立了"两穴联推"，其本质仍是"推法"，只是"同时推肝肺两穴，节约了操作时间，效果和分别推一个穴位完全一样"[106]。张汉臣流派独创"捏挤法"，并广泛地用于临床，此法能开瘀散结、舒筋活血，适用于头、颈、背、胸、腹等，此法动作要求协调，速度要加快，松紧要相兼，以皮肤变色为度，常用如捏挤大椎穴、捏挤天突穴、捏挤天枢穴、捏挤神阙穴、捏挤背部等，的确是丰富了小儿推拿的手法；同样是"揉乙窝风"，该流派的特点是用中指揉，而其他两个流派采用拇指揉法。相比之下，孙重三流派手法完全依循《厘正按摩要术》的规矩，更凸显了该流派"正规严谨"的作风。三大流派中，对于手法的练习、操作和临床应用，孙重三流派最为讲究，强调推拿手法要动作精确化,姿势规范化。

(二)取穴特点

1.穴位数量及分布

表5-5 当代齐鲁小儿推拿三大流派常用穴位数量及分布比较

流派	数量(个)	分布		
		头面部(个)	上肢部(个)	躯干及下肢部(个)
三字经流派	42	8	34	0
张汉臣流派	57	7	38	12
孙重三流派	77	13	38	躯干9,下肢17

如表5-5所示,三字经流派的常用穴位有42个,其中有8个位于头面部,常用的则只有3个,34个位于上肢部,说明该流派临床取穴多取上肢部穴位;赵鉴秋所著《幼科推拿三字经派求真》中,头面部穴位已经不用了,至葛湄菲所著《汉英对照三字经流派小儿推拿》中,只剩上肢部穴位。张汉臣流派的常用穴位有57个,其中有7个位于头面部,38个位于上肢部,12个位于躯干及下肢部,说明该流派临床取穴,其数量较三字经流派多,分布位于全身,但仍以上肢部为主。孙重三流派的常用穴位有77个,其中头面部13个,躯干部9个,上肢部38个,下肢部17个,说明该派临床取穴数量位居三大流派之首,分布面最广,而上肢部穴位仍是最多的。

三大流派的取穴分布比较,反映了小儿推拿取穴分布的总特点是以上肢部为主,尤其以两手居多,正所谓"小儿百脉汇于两掌",说明即使三大流派各自发展,仍然遵循小儿推拿取穴的共性规律。

2. 特色

表 5-6　当代齐鲁小儿推拿三大流派特色穴位比较

流派	特色穴位		
	数量（个）	名称	特点
三字经流派	3	洗皂	独自使用
		列缺	非针灸之列缺穴
		胃穴	源自该流派
张汉臣流派	4	肾纹、肾顶、新建、新设	独创穴位
孙重三流派	5	分推胸八道、推箕门、揉运膀胱、推上肋骨弓、拿肚角	其他书籍未载

表 5-6 所示，三字经流派的特色穴位有 3 个。①洗皂：部位在鼻翼两旁。手法是医者用两手拇指外侧面，在患者鼻之两旁抵鼻旁及连鼻之颜面自上向下推擦，齐鼻头而止。此穴能调五脏之气。②列缺：部位在掌根连腕处两侧之凹内，非针灸之列缺。手法是用大指及中指、无名指将腕窝两侧两穴处用力卡拿之。此为出汗、发表、通窍之穴，拿之汗出为止。其中"洗皂"是该流派独自使用的穴位，其他流派未曾应用。"列缺"的名称和操作说明此穴是小儿推拿独有的而非针灸之列缺穴，此穴被三字经流派和张汉臣流派使用。③胃穴：作为小儿推拿的特定穴，正是源于该流派。该流派在《推拿三字经》中首次提出"胃穴"，不仅明确了胃穴的具体定位，且明确指出胃穴的临床应用，自此，胃穴成为小儿推拿特定穴中非常重要的一个穴位，应用至今。

张汉臣流派的取穴特色在于独创穴位。其独创穴位 4 个：肾纹、肾顶、新建、新设。其中，肾纹和肾顶二穴，其穴名、位置和功效均为该流派所独创；新建和新设二穴，亦是奇穴名，但作为推拿穴位，其位置、功效均与奇穴不同，属该流派独创穴位。该流派的揉乙窝风也有自己的特色，该流派强调的是中指揉法，而其他两派皆用拇指揉法。该流派还首次将小儿推拿穴位进行解剖定位，将小儿推拿与现代实验研究结合，对补脾穴和逆运内八卦穴分别进行了探讨，利用现代医学的方法来对小儿推拿穴位进行定位，对穴位的作用机制进行研究，是该流派为小儿推拿学科的科学化、系统化做出的贡献。

孙重三流派最具流派特征的特色操作是"十三大手法"，有些特殊操作均为其他书籍所未载，包括分推胸八道、推箕门、揉运膀胱、推上肋骨弓、拿肚角。

"洗皂"和"列缺"在古籍中早有记载，在三大流派中，"洗皂"仅三字经流派使用，"列缺"三大流派均使用，但是三字经流派和张汉臣流派所使用的"列缺"非针灸之"列缺"穴。"胃穴"古籍中无记载，是三字经流派独创穴位。"肾纹、肾顶、新建、新设"四穴是张汉臣流派独创穴位。三大流派的这些创见，均丰富了小儿推拿的特定穴内容。

综合三大流派的手法和取穴特点，得出如下结论：第一，三大流派的基本手法皆源自《厘正按摩要术》，在此基础上又各具特色，形成了当代小儿推拿的基本手法"小儿推拿八法"，包括按、摩、掐、揉、推、运、搓、摇，并被收入教科书中。第二，三大流派均使用复式操作，以孙重三流派的"十三大手法"最具特色，值得进一步研究。第三，三大流派临证取穴均是以上肢部为主，说明虽然各流派各自发展，但仍然遵循小儿推拿取穴的共性规律。当代小儿推拿上肢部取穴的操作习惯即共性规律是"取穴只推左手",本书发现这个规律源自三字经流派。徐谦光在《推拿三字经》中提出"若遵古书推法,男女分左右手也,若推拿左手,男女同是一样的,予尝试过,并无左右之异,一样去病"可以证实这一观点。张汉臣流派也主张"取穴只推左手",提出"男推左手、女推右手是没有科学根据的"。孙重三流派主张左手、右手都要推,这点从孙重三所著的《儿科推拿疗法简编》中可以看出,该书中的大部分穴位图示都会将左手和右手的操作同时列出,但是,据其传人口述,临床实践中该流派习惯上也都以推左手为主。

四、临床应用特点

三大流派的诊法特点、治法特点、手法和取穴特点的不同,决定了三大流派在临床应用上也呈现了各自的特色。

(一)关于基础方

三大流派在临床上的治疗疾病处方都运用基础方进行化裁。如三字经流派提出"平肝、清肺、推天河水"三穴合用多用于治疗呼吸道疾病,如热证可用其解表退热,麻疹可用其助疹外透。该流派总结出各个系统疾病的基础方,如外感病、肺系疾病基础方常用清肺、平肝、天河水;脾胃病基础方常用八卦、清胃、天河水;脑病、惊风基础方常用阳池、二马、小天心等。

张汉臣流派临证处方讲究配伍施术(张汉臣称配穴),善于将推拿操作2个或3个按序配伍在一起,类似中药的药对或药组,本书称之为"术对"或"术组"。该流派的常用"术对"有补脾土穴和推上三关穴,补脾土穴和揉乙窝风穴,推清肺金穴和退下六腑穴,揉小天心穴和揉乙窝风穴等。总结出了常用"术组",如镇静术组、消化术组、退热术组、呼吸术组等。

临床保健也运用"术组",如消化系统,就取推补脾土穴、推清板门穴、推补肾水穴、推三关穴、逆运八卦穴、推四横纹穴、揉小天心穴、揉足三里穴,可以用捏脊法等。呼吸系统取推清肺金穴、揉小横纹穴、揉二马穴等。

孙重三流派以四大手法开天门、推坎宫、运太阳、运耳后高骨为基本方,用于外感疾病,风寒者,加多推三关;风热者,加多清天河水。以推天柱骨配运八卦为基础方用于呕吐,伤食吐加分腹阴阳、运板门,脾虚吐加补脾经,湿热吐加清天河水、推箕门,寒吐加推三关等。以侧推大肠、推脾经、推上七节骨为基础方用于腹泻,虚证用补法,实证用泻法,再随症灵活加减,如虚寒泻加推三关、捏脊;湿热泻去推上七节骨,加清天河水、退六腑、推箕门;伤食泻加运板门、运八卦;气虚加天门入虎口等。

(二)关于用穴数量

三字经流派临证处方用穴数量最少,善用"小方"。临证处方取穴一般为3~5个,配伍特点是基本方(主穴)3个,加减穴(配穴)1~2个。甚至在一定的情况下,临证处方不做配伍,用"独穴"治疗疾病。徐谦光在《推拿三字经》中提出"推拿法今定独穴,以抵药方",总结可以抵药方的"独穴"26个。

孙重三流派临证处方用穴数量最多,善用"大方"。临证取穴一般在10个以上,如治疗小儿内伤咳嗽,用分阴阳(阳轻阴重)、运八宫、推脾土、推肺经、补肾水、按弦搓摩、推揉膻中、揉肺俞为主穴,推三关、退六腑、掐二人上马、天门入虎口为配穴,共用12个穴位。同样治疗内伤咳嗽,三字经流派则用穴较少,只用揉二马、清补脾、补肺经3个穴位。孙重三流派虽用"大方",但是思维严谨,疗效极佳。

张汉臣流派临证处方用穴数量介于三字经流派和孙重三流派之间。

(三)关于临床经验

儿科常见的疾病多为呼吸道疾病如感冒、咳嗽、发热、肺炎等,消化道疾病如腹泻、腹胀、呕吐、腹痛、便秘等。对于儿科常见病、多发病,三大流派的临床疗效俱佳,但是也各有偏重。

三字经流派善治麻疹和惊风。将麻疹分为麻疹顺症、麻疹逆症(逆症阴证、逆症阳证、邪闭不出、邪毒入血)、麻疹变症(麻疹肺炎和麻疹倒回)和麻疹后遗症(腹泻和咳喘)四型,处方全部为平肝、清肺、天河水三穴合用,加减化裁。将惊风分为急惊风(惊、风、痰、热)、慢惊风、惊风后遗症(余热不清、痰多、余风未尽、下肢失灵、目睛不正、音哑、耳聋、四肢拘挛、余邪成痫)和惊风变症(惊风前仆、洗浴受惊、胎风)四型,处方中实证使用平肝、清肺、天河水三穴,虚证则配以二人上马穴。至该流派第二代传人赵鉴秋时,治疗惊风的经验更为丰富。

孙重三流派善治消化系统疾病。如将呕吐分为热吐、寒吐、夹惊吐;将泄泻分为伤乳食泻、寒泻、热泻、脾虚泻;将二者合为吐泻。治呕吐时善用推天柱骨穴,认为对各种原因引起的呕吐均有很好的止吐作用。多以推天柱骨配运八卦为主,若伤食吐加分腹阴阳、运板门;脾虚吐加补脾经;湿热吐加清天河水、推箕门;寒吐加推三关等。治泄泻时多用侧推大肠、推脾经、推上七节骨加减,如虚寒泻加推三关、捏脊;湿热泻去推上七节骨,加清天河水、退六腑、推箕门;伤食泻加运板门、运八卦；气虚加天门入虎口等。此外，该流派还善用摩神阙治疗呕吐、泄泻、厌食、疳积、腹痛等消化系统病症。该流派在临证处方时擅长用复式操作（十三大手法），治疗消化道各种病症中均会配合2~3种大手法。如伤乳伤食、泄泻会用苍龙摆尾、按弦搓摩，脾虚泻时会用揉脐及龟尾并擦七节骨，噤口痢会用摇肘和揉脐及龟尾并擦七节骨，腹痛属热用水底捞明月，伤食痛用苍龙摆尾等。

相比之下，张汉臣流派临证治病范围最广，从新生儿到12周岁小儿均可用推拿治疗，而且主张单纯用推拿治疗。该流派治疗的疾病谱非常广泛，各个系统的疾病都能见到。该流派对所诊治疾病谱按照西医的标准进行分类，分为5大系统疾病和其他疾病，共71个病种，其治病范围是三大流派中最广泛的。该流派传人田常英曾说："只要病人信得过，你敢来，我就敢推！"该流派治病主张扶正，善于滋阴通阳，善用推补肾水穴和揉二人上马穴，不仅将二穴用于虚证、寒证，同样也用于实证、热证。临证重视脾胃，善用推补脾土穴、逆运内八卦、推四横纹穴，因其可以补虚扶弱，进饮食，健脾助运。该流派善治发热，治疗时，因小儿"阴常不足"，主张先滋阴。若热象很高而患儿手足发凉，不急于退热，应先用补脾经、推三关、补肾经、揉二马扶正，待患儿手足温热后再常规退热治疗。

综上，三大流派的临床经验各具特色，反映了三大流派各自的学术思想。三字经流派喜用"小方"，甚至用"独穴"治病；孙重三流派则喜用"大方"；张汉臣流派则介于二者之间。关于治病经验，三字经流派善治麻疹和惊风，治病"以清法为主，驱邪为先"；孙重三流派偏重消化道疾病，注重"调阴阳"，擅长复式操作；张汉臣流派善治各个系统的疾病，尤其善治发热,注重扶正,治病擅从脾胃入手。

第三节 学术思想

何谓学术思想?据王洪图主编《内经》(人民卫生出版社出版)中的定义:"形成系统的专门学问谓学术,理论认识即观念称思想。人们常把贯穿于本学科知识系统内的基本观念、原则叫作学术思想。"三大流派的学术思想体现在各流派诊断、治疗疾病的整个过程,包括诊法、辨证、治法、用穴及临床应用等方面。三大流派的学术思想,可以从中医基本理论、中医儿科学、中医推拿学三方面加以分析。

一、以中医基本理论为指导

当代齐鲁小儿推拿三大流派学术思想的形成,包括诊法、辨证、治法等都体现了中医基本理论的指导作用。

三字经流派的学术思想有3个方面。第一,五行生克理论指导。包括诊法中望印堂的五色纹,治法中如据五行生克定清补法。第二,以脏腑辨证为主。包括诊法中五色配五脏;治法中的3种具体治法,尤其是据虚实定清补法,主张脏腑病症实则用清,虚则用补,实中虚则用清补,并提出不宜补和不宜清的脏腑;穴位命名采用脏腑命名法,如心穴、肝穴、大肠穴、膀胱穴、胃穴等;临床用穴多用脏腑穴。第三,在治病求本的理论指导下,临床用穴规律早期以补益为主,后期发展为以清法见长。

张汉臣流派的学术思想有2个方面。第一,五行生克理论指导。包括诊法中望面色的五色和望鼻;治法中据面色、滞色定治则及据五色与四时关系定治则;穴位命名采用五脏配五行命名法，如脾土穴、肝木穴、肺金穴、心火穴、肾水穴等。第二，以脏腑辨证为主。包括诊法中面部和鼻部五色配五脏；尤其是诊法中据面色、滞色定治则及据五色与四时关系定治则；临床善用五经穴（脾土穴、肝木穴、肺金穴、心火穴、肾水穴）。第三，治病求本，注重扶正。临床用穴规律为善用滋阴，如多用揉二马和补肾水穴；治病擅从脾胃入手，如多用补脾土和逆运内八卦穴。

孙重三流派的学术思想有3个方面。第一，天人相应的整体观念理论指导。诊治疾病方法全面，如诊法重望诊（望指纹）和重闻诊；治法全面，思维缜密；取穴分布广，穴位应用广泛。第二，以八纲辨证为主。如望指纹中"浮沉辨表里，红紫辨寒热，淡滞定虚实"。第三，治病善调阴阳。临床用穴规律分析显示临证取穴首选分手阴阳穴，主张"一切推法，必先从阴阳分起"。该流派主张只有重视整体观念，以阴阳为纲，结合脏腑辨证、卫气营血辨证、三焦辨证等，才能正确地诊治疾病。

中医基本理论是三大流派学术思想形成的基础。三字经流派和张汉臣流派较接近，都以"五行生克理论""脏腑辨证""治病求本"的思想为核心。孙重三流派的学术思想独具特色，是"整体观念""八纲辨证""协调阴阳"的综合体现。只是具体应用时体现出了各流派的特色，如三字经流派早期以补益思想为主，后期以清法见长；张汉臣流派注重扶正，善于滋阴，擅从脾胃入治；孙重三流派擅用复式操作，擅调阴阳。

二、临证注重小儿生理病理特点

中医儿科理论体系建立的标志，当属宋代钱乙《小儿药证直诀》的问世。钱乙专攻儿科，博采历代诸家之说，对于小儿生理病理特点、生长发育、诊断辨证、立法处方等做了比较全面的论述,奠定了中医儿科学独立的理论和实践体系的基础。当代齐鲁小儿推拿三大流派的学术思想同样受到各家学说的深刻影响。

三字经流派从创立之初至当代,核心思想由"补益为主"发展为"以清法见长",当代三字经流派的传人及研究者都主张"以清法见长",可以概括其思想为两点。第一,学宗"体禀纯阳"。纯阳学说始于《颅囟经》所说:"凡孩子三岁以下,呼为纯阳,元气未散。"所谓"纯阳"是指小儿生机蓬勃,发育迅速,生理上对营养物质的需求相对较为迫切,形成"纯阳"之态,故病理上如叶天士《幼科要略》所言"襁褓小儿,体属纯阳,所患热病最多",无论外感六淫、内伤饮食或感染时令疫毒,都易化热化火。该流派推崇"纯阳"学说,以此作为临床立法的依据。在此学说影响下,其传人赵鉴秋认为当今小儿易患外感、饮食停滞和热性病,故在治疗上多采用解表、消导、清热等法。葛湄菲也认为当今小儿饮食结构的变化导致营养过剩,临床小儿实证、热证多见,虚证、寒证少见。第二,治法以清法见长。在"纯阳"学说的影响下,该流派立法多以清法见长。如基础方"平肝、清肺、天河水"的应用,临床处方多以此方化裁,此三穴皆属寒凉。该流派善治麻疹,将麻疹分为顺症、逆症、变症和后遗症4型,每型主穴均为此三穴。在据虚实定清补法时,提出的"不宜补"的穴位占脏腑穴的多数。临床用穴规律分析也证实该流派演变至今日,多采用清泻之穴。

张汉臣流派的学术思想,从创立至今,平稳继承中有发展,可概括为三点。第一,学宗"稚阴稚阳"。关于小儿的生理特点,自《颅囟经》提出"纯阳"说之后,吴鞠通在《温病条辨·解儿难·俗传儿科为纯阳辨》中鲜明地指出:"古称小儿纯阳……非盛阳之谓。小儿稚阳未充、稚阴未长者也。"此后,"稚阴稚阳"成为小儿最基本的生理特点之一。张汉臣流派推崇此学说,认为小儿阴、阳都处于稚嫩不足的状态,即小儿物质基础未健全,功能活动未成熟。还主张"邪之所凑,其气必虚",临床立法处方时要顾护小儿的正气。第二,重视扶正,善用滋阴益阳。在"稚阴稚阳"学说的影响下,该流派立法取穴注重扶正。该流派多用"揉二马穴"和"补肾水穴",此二穴为滋阴要穴。该流派不仅将此二穴用于虚证、寒证,也用于实证、热证。如治疗感冒时,在外感风寒、外感风热、夹痰、夹食、夹惊5个证型的处方中,全部使用了此二穴。如在治疗热证采取发汗法时,一定加揉独创穴位"肾顶穴",因其有固表之功,用之是恐汗出过多伤阴。又如前文所说,在治疗发热一病时,若热象很高而患儿手足发凉,应先用补脾经、推三关,待患儿手足温热后再进行常规退热治疗。该流派临证经验认为患儿发热时手足凉,是末梢循环不好,要先滋阴通阳,补脾经、推三关有温阳的作用,待末梢循环恢复了,再行退热。第三,扶正重视脾胃,擅从脾胃论治。该流派受钱乙《小儿药证直诀》影响很大,钱乙主张小儿脾胃柔弱易困,常取运补兼施,忌呆补峻攻,还注重脾胃升降,善用甘温运化。该流派在临证时,诊断先从望鼻开始,论治再从脾胃入手,善用健脾运脾及与脾胃升降有关的穴位,如推补脾土穴、逆运内八卦、推四横纹穴。再以感冒为例,该流派提出有外感风寒、外感风热、夹痰、夹食、夹惊5个证型,在处方中全部使用"逆运内八卦"和"推四横纹"二穴。张汉臣流派认为,外感风寒型用二穴以"和中利膈,健胃进食";外感风热型用二穴以"和中健胃,增进乳食";感冒夹痰用二穴以"宽胸利膈，顺气化痰"；感冒夹食用二穴以"和中开胃，除胃饱，进乳食"；感冒夹惊用二穴以"和中健胃，可助消化"。

孙重三流派受到儿科各家学说的影响，主要包括3个方面。第一，关注小儿"脏腑柔弱，易虚易实，易寒易热"的特点。此观点在钱乙《小儿药证直诀·原序》中所载，是钱乙总结出的小儿异于成人的生理病理特点。该流派临床诊治疾病受此影响，因而形成了严谨的思维方式，如小儿无病时养护强调气候对患儿的影响，患病后诊治过程中对诊法、治法、立法处方都非常慎重、全面。包括诊法比其他流派更注重望指纹和闻诊；辨证注重八纲辨证；取穴多用分手阴阳；甚至手法都非常讲究套路，尤其十三大手法的使用。在此基础上，又推崇吴鞠通《温病条辨·解儿难·儿科总论》所说："且其脏腑薄，藩篱疏，易于传变……其用药也，稍呆则滞，稍重则伤，稍不对证，则莫知他乡。"主张诊治处方要谨慎，故临证每病处方用穴较多，变化灵活。第二，"严谨轻柔"的用穴思想。"用推即是用药"，用穴思想即是用药思想。该流派认为治疗对象是"脏腑柔弱"的小儿，手法及取穴主张宜"轻柔"，该流派善用复式操作，其"十三大手法"在每个病症的治疗中皆有使用。复式操作将多个单式手法融合在一起，同时操作，避免了单式操作的烦琐，又可以减少治疗时间。据孙重三传人张素芳所说，孙重三的"十三大手法"在操作时看起来幅度较大，其实非常轻柔，患儿感觉很舒适，玩耍中便完成了治疗。而且张素芳亦传承了该流派"严谨轻柔"的用穴思想，处方确立后"效不更方"，手法要"柔中有刚，刚中有柔，刚柔相济"。第三，受《幼幼集成》影响至深。

该书刊于1750年，作者陈复正。该书对中医儿科学的突出贡献在指纹诊法、儿科八纲辨证等方面[107]。《幼幼集成·指纹切要》说："小儿自弥月而至于三岁……诊（脉）之何益？不若以指纹之可见者，与面色病候相印证，此亦医中望切两兼之意也。"关于指纹诊法的内容，陈复正概括为"浮沉分表里，红紫辨寒热，淡滞定虚实"，加上后人据陈复正思想总结的"三关测轻重"，成为中医儿科诊断学的重要组成部分。孙重三流派的望指纹法正是沿用此方法。同时，该流派的八纲辨证用于病症的辨证论治过程，也是沿用《幼幼集成》的见解。如《幼幼集成》中将腹痛分为冷、热、虫痛、食积四证；将泄泻分为寒、热、虚、实、食积等。而孙重三流派在腹痛与泄泻的诊治过程中，完全沿用《幼幼集成》的做法。

总之，中医儿科理论的小儿"纯阳""稚阴稚阳"的生理特点，"易感易传"的病理特点，历代众儿科医家的辨治学说等，使得当代齐鲁小儿推拿三大流派各有侧重，进而形成了自己的理论观点。

三、在实践中丰富小儿推拿技术体系

小儿推拿学发展至明代，形成了自己独特的理论体系。其独特性主要体现在辨证、取穴、手法等方面。小儿推拿学发展的鼎盛时期是明清时期，出现了大量的小儿推拿专著，这些专著大都融合了明清以前及同时期的儿科专著的理论学说，加之小儿推拿特有的手法、穴位、操作等理论综合而成。这些专著对三大流派的影响是最直接的，可以说是其渊源所在。综合三大流派的学术渊源、手法和取穴特点、临床特点可以看出，受明清时期中医小儿推拿学的影响，三大流派的学术思想中"术"的特色更加显著。

当代齐鲁小儿推拿三大流派的学术思想比较，见表5-7。

表5-7 当代齐鲁小儿推拿三大流派学术思想比较

		三字经流派	张汉臣流派	孙重三流派
学术思想理论体系	学术	五行生克理论，脏腑辨证，治病求本；学宗"体禀纯阳"；以清法见长	五行生克理论，脏腑辨证，治病求本；学宗"稚阴稚阳"；重视扶正，善用滋阴益阳，重视脾胃，擅从脾胃论治	天人相应整体观念，八纲辨证，协调阴阳；学宗"脏腑柔弱，易虚易实，易寒易热"；"严谨轻柔"的用穴思想
	特点	基本手法6种；特色操作"两穴联推"；常用42穴，特殊穴位洗皂、列缺、胃穴；取穴少，善用独穴；平肝、清肺、推天河水三穴合用	基本手法10种，独创捏挤法；常用57穴，独创4穴；善用逆运内八卦，建立术对或术组	基本手法8种，擅长"十三大手法"；常用穴位77个，特色操作5种；复式操作使用频率高，善用分手阴阳和运八宫，善用掐法
	共性	基本手法皆源自《厘正按摩要术》；均使用复式操作，以孙重三流派的"十三大手法"最具特色；"取穴只推左手"		
临床经验		善用"小方"；善治麻疹和惊风	用穴数量介于二者之间；善治各个系统的疾病，尤其善治发热	善用"大方"；重消化道疾病

第四节 流派传承

一、形成条件

研究创始人的基本情况，有助于了解流派形成的条件并分析其传承现状。

表 5-8 当代齐鲁小儿推拿三大流派创始人比较

流派名称	创始人或代表人物	籍贯	学医时间	独立行医	成名地	工作单位及时间
三字经流派	李德修（1893—1972年）	威海	8年	1929年自设诊所	青岛	青岛市中医医院（现属青岛市海慈医疗集团）儿科，1955年
张汉臣流派	张汉臣（1910—1978年）	蓬莱	8年	1933年挂牌行医	青岛	青岛医学院（现为青岛大学医学院）附属医院儿科，1957年
孙重三流派	孙重三（1902—1978年）	荣成	不详	不详	济南	山东中医学院（现为山东中医药大学）附属医院推拿科，1959年

从表 5-8 可以看出，当代齐鲁小儿推拿三大流派的创始人都来自山东省胶东半岛地区，分别是威海、蓬莱和荣成，出生时间都是清末；三大流派代表人物的医疗学术活动主要是在民国时期与中华人民共和国成立至改革开放初期，成名期都是在中华人民共和国成立初期；三大流派的创始人在同一时期由民间行医转入正规的医疗组织机构中发展，分别在青岛市中医医院儿科、青岛医学院附属医院儿科、山东中医学院附属医院推拿科。还可以看出，若没有政府重视给予特殊政策，三大流派不可能形成，早就在民间流传中淡化了。

形成当代齐鲁小儿推拿三大流派的条件，主要有以下几方面。第一，时代因素。清末至民国时期，当时胶东半岛地区交通闭塞，不够发达，而小儿推拿这种医疗方法适合当地的需要。同一地区出现不同小儿推拿流派的现象，可能与年代、地区、交通等有关，值得深入研究（如小儿推拿疗法从某种角度看是一种比较容易传承的医疗方法）。从历史上看，这是一段特殊的历史时期，中医学受到现代医学的冲击，并面临国民政府欲取缔中医的艰难局面。中医界包括小儿推拿自强自立，在曲折中成长。第二，客观因素。中华人民共和国成立后，在党的中医政策的关怀下，小儿推拿事业得到蓬勃发展，3家正规医疗组织机构将3位代表人物吸纳并加以扶持，使得3位代表人物的医疗活动得到稳定发展，促进了当代齐鲁小儿推拿三大流派的形成。

二、存在问题

当代齐鲁小儿推拿三大流派经过近百年的发展，流传至今日，实属不易，研究各个流派的传承状况，发现存在以下问题和现象。

（一）传承谱系缺陷

三大流派形成后，在山东省卫生厅"继承抢救老年中医"的政策下，都出现了第二代继承人较多的现象，三字经流派6个，张汉臣流派9个，孙重三流派3个；第三代继承人骤然减少，分别都只有1个。从传承谱系看，三大流派的传承现状堪忧，若第三代继承人能将各流派的学术扎实地继承下来，还能让流派继续传承；若出现"传而不承"，该流派则面临湮没的危险。尽管这种现象在中医学其他众多学术流派中也存在，但在小儿推拿学领域这个特殊的中医学分支里出现的状况尤其令人担忧。

（二）学术传承缺陷

传承谱系的缺陷深刻地影响着各个流派学术的传承。当代齐鲁小儿推拿三大流派的第二代继承人较多，学术思想的传承都比较好。第三代继承人的数量少，且均为统一的教育模式即院校教育培养下的学生，由于教材统一，教学内容有限，用同一种学术思想教学，导致继承人本身学术流派的概念不明确，个性化的特征很淡，加之受所在现代医院管理、科研方法等诸多因素的限制和影响，三大流派第三代继承人对各自流派学术的传承情况不甚理想，甚至出现名传实不传的脱节现象。

三、对策与建议

王振国教授等完成的"中医学术流派研究"，针对现代中医学术流派所存在的问题及原因提出了大量宝贵的对策与建议。本书研究的是当代齐鲁小儿推拿学术流派，涉及的是小儿推拿学领域，故本书借鉴"中医学术流派研究"课题组所提出的建议，为当代齐鲁小儿推拿学术流派的发展提出相应的对策。

（一）流派保护方面

针对以上三大流派传承的问题和现象，应加强对各流派的保护，建议如下。

1. 重订"继承抢救老年中医"政策。中华人民共和国成立初期，在这一政策的支持下，当代齐鲁小儿推拿三大流派出现了第二代传人数量多、传承好的可喜局面，使得三大流派的学术得以完整地传承。建议相关管理部门继续沿着这一政策，将三大流派的第二代传人的核心人物，如赵鉴秋、田常英、张素芳，作为亟须保护的名老中医，为其配置数量、质量都较好的徒弟，将各流派的学术继续传承下去，这是目前非常急迫、非常重要的措施。

2. 整理学术经验。现在仍在世的三大流派学术传承的核心人物赵鉴秋、田常英、张素芳均年事已高，无力进行著书立说。经调研发现，3位老医生都有强烈的流派传承的责任感和使命感，急需合适的人选帮助她们整理学术经验。建议为三大流派配备合适人选，尽快地将其学术经验进行整理。

（二）人才培养方面

现行的中医院教育体制已经迈出了改革的步伐，小儿推拿学这一学科也要与时俱进，进行相应的改革。针对笔者所在的山东中医药大学，建议从以下方面进行改革。

1. 课程体系构建与专业建设

山东中医药大学现行的课程设置已有"小儿推拿学"，但课时数太少，无法在有限的课时中讲解有关小儿推拿流派方面的知识。建议增加课时数，重新编写教材，突出流派特色，为将来从事具体的医疗工作打下基础。建议在完善课程体系构建的基础上，开设小儿推拿学专业，成立小儿推拿学教研室，为小儿推拿学的教学、科研、医疗工作提供坚实的支撑。

2. 加强流派继承人与院校的联系

目前，院校中的学生甚至老师，未听说更未见过流派的传人。建议采取多种措施加强流派继承人与院校的联系。如在流派传人所在基地（医院）增设实习点，输送学生学习不同流派的学术；在学校内部定期举办讲座，请流派传人来传授各流派的学术经验等；加强青年教师的业务，增强自身对流派的研究深度，以便更好地指导学生。

第六章 总 结

本书对当代齐鲁小儿推拿三大学术流派进行了全面、深入、细致的整体研究。本研究证实，三大流派有不同的学术渊源；在形成和发展过程中，都形成了独具特色的流派特征；丰富了中医小儿推拿学的研究内容，发展了中医小儿推拿学的理论体系。

一、研究取得的创新性成果

1. 第一次在中医小儿推拿学领域系统地梳理了当代齐鲁小儿推拿三大流派的发展脉络；勾勒了当代齐鲁小儿推拿三大流派的整体面貌，包括代表人物、流派特征（学术渊源、诊法特点、治法特点、手法和取穴特点、临床应用特点）、传承状况（传承谱系、文献传承、学术发展、流派影响）。

2. 当代齐鲁小儿推拿流派的学术思想主要受到明清时期中医小儿推拿学术的影响，最能体现明清时期小儿推拿学术的是此时期问世的小儿推拿专著。本书首次将齐鲁小儿推拿三大流派与明清时期重要小儿推拿专著之间的学术脉络进行了梳理。

3. 第一次从以中医基本理论为指导、临证注重小儿生理病理特点、在实践中丰富小儿推拿技术体系三方面对当代齐鲁小儿推拿三大流派的学术思想进行了总结。中医小儿推拿学界存在着重"术"轻"学"的现象,致使整个中医小儿推拿学的理论体系发展不均衡,术强学弱。本书通过挖掘三大流派的学术思想,为丰富中医小儿推拿学的理论体系做了基础工作。

4. 运用中医文献学方法,结合名家访谈与田野考察法,从流派的角度对当代齐鲁小儿推拿学术进行了系统研究,为全国小儿推拿学术流派的研究进行了理论和方法学探索,积累了大量的资料和素材,提供了研究范例。

5. 以当代齐鲁小儿推拿学术流派的传承现状为切入点,第一次探讨了当代齐鲁小儿推拿流派的形成与地域因素、时代因素和客观因素的关系;发现当代齐鲁小儿推拿三大流派在传承过程中存在的主要问题,并提出了相应的对策与建议,为进一步制定全国小儿推拿学术流派的保护性政策提供借鉴。

6. 证实现代中医小儿推拿学理论体系中的诸多概念及理论源自当代齐鲁小儿推拿流派。全国规划教材中的"肾纹""肾顶""胃穴""分推八道"及"小儿推拿治疗八法""取穴只推左手"操作习惯等均源自这三大流派。此结论为当代齐鲁小儿推拿学术在全国小儿推拿学术领域中的领先地位奠定了基础。

二、研究展望

本研究下一步的规划如下。

1. 在当前研究基础上(包括方法、内容、技术路线)将当代齐鲁小儿推拿三大流派作为一个整体,进一步与全国其他小儿推拿流派进行比较研究。

2. 在此次研究的基础上,选择其中一个流派进行深入研究,进一步挖掘该流派的学术内涵,为其他小儿推拿流派的深入研究提供示范。

3.针对当前中医小儿推拿复式操作比较凌乱的现象,以孙重三小儿推拿流派"十三大手法"为切入点,对中医小儿推拿复式操作进行进一步的研究与整理,以便于临床推广与应用。

总之,在全国中医学术流派研究的影响下,本书通过对当代齐鲁小儿推拿三大学术流派的系统研究和方法探索,积累了大量的资料和素材,为今后的深入研究奠定了基础,也希望给当代小儿推拿工作者带来更多的启迪。

在当今中医政策的支持下,中医小儿推拿学又迎来了发展的大好时期。本书立足于当代齐鲁小儿推拿三大流派,通过研究各学术流派的特征,进一步探讨各流派学术发展的内在规律,希望能为丰富中医小儿推拿学的理论体系及推动中医小儿推拿学的发展做出贡献。

参考文献

[1] 殷明,毕永升.山东小儿推拿之三大流派[J].山东中医学院学报,1986,10(3):52-54.

[2] 张贵娟.论推拿三字经流派的学术特点[D].成都:成都中医药大学,2006:6.

[3] 葛湄菲,朱维平,唐明,等.三字经流派推拿的起源与发展[J].辽宁中医药大学学报,2008,10(2):16-17.

[4] 姚笑.三字经派推拿的几个特点[J].按摩与导引,2000,16(1):5.

[5] 程红云.三字经派小儿推拿在临床中的应用[J].中医研究,2008,21(2):50-51.

[6] 张荣荪.齐鲁推拿名医——张汉臣[J].按摩与导引,1995(3):26.

［7］殷明，孟宪军.齐鲁小儿推拿流派特色浅析［J］.中医药学刊，2004，22（7）：1192-1993.

［8］夏治平.中国推拿全书［M］.上海：上海中医药大学出版社，2000：24.

［9］梁繁荣.针灸推拿学辞典［M］.北京：人民卫生出版社，2006：579.

［10］张振鋆.厘正按摩要术［M］.曲祖贻，点校.北京：人民卫生出版社，1990：4.

［11］李燕宁，杨配力，吴金勇.小儿推拿发展史略［J］.北京中医药，2009，28（2）：142-144.

［12］严隽陶.推拿学［M］.北京：中国中医药出版社，2009：1.

［13］于娟.小儿推拿的古代文献研究［D］.济南：山东中医药大学，2006：17.

［14］严隽陶.推拿学［M］.北京：中国中医药出版社，2009：264.

［15］中医学术流派研究课题组.争鸣与创新·中医学术流派研究［M］.北京：华夏出版社，2011：4.

［16］中医学术流派研究课题组.争鸣与创新·中医学术流派研究［M］.北京：华夏出版社，2011：5.

［17］葛湄菲，朱维平，唐明，等.三字经流派推拿的起源与发展［J］.辽宁中医药大学学报，2008，10（2）：16-17.

［18］葛湄菲，王延宗，程红运.小儿推拿名家李德修［J］.中医文献杂志，2007（4）：57-58.

［19］田常英.简介小儿推拿名医张汉臣［J］.按摩与导引，1989（3）：48.

［20］殷明，孟宪军.齐鲁小儿推拿流派特色浅析［J］.中医药学刊，2004，22（7）：1192-1193.

［21］赵卫，彭进.刘开运老教授推拿学术经验简介［J］.按摩与导引，2004，20（6）：4-5.

［22］吴栋.忆捏积专家冯泉福［J］.北京中医，1992（2）：9-10.

［23］张贵娟.论推拿三字经流派的学术特点［D］.成都：成都中医药大学，2004：20-23.

［24］程红云，葛湄菲.三字经流派小儿推拿与其他流派的比较［J］.按摩与导引，2007，23（9）：5.

［25］田常英.小儿推拿名医张汉臣常用的望诊法［J］.按摩与导引，1990（3）：32.

［26］毕永升，程本增.孙重三老师临床经验介绍［J］.山东中医学院学报，1981（4）：54-55.

［27］符明进，刘景元.刘开运小儿推拿的立法特点及验案［J］.按摩与导引，1993（1）：30+29.

［28］李燕宁，杨配力，于海燕.小儿推拿的学术争鸣［J］.中医文献杂志，2008，26（1）：28-31.

［29］葛湄菲.汉英对照三字经流派小儿推拿［M］.叶晓，译.上海：上海科学技术出版社，2008：2.

［30］中医学术流派研究课题组.争鸣与创新·中医学术流派研究［M］.北京：华夏出版社，2011：8.

［31］葛湄菲，贺静华.徐谦光生平及《推拿三字经》简介［J］.中华医史杂志，2004，34（1）：53.

［32］葛湄菲.徐谦光与《徐氏锦囊》［J］.山东中医杂志，2003，22（9）：570.

［33］葛湄菲.汉英对照三字经流派小儿推拿汉英对照［M］.

叶晓,译.上海:上海科学技术出版社,2008:8.

[34] 李先晓.李德修小儿推拿秘笈[M].北京:人民卫生出版社,2010:2.

[35] 赵鉴秋.幼科推拿三字经派求真[M].青岛:青岛出版社,1991:1-3.

[36] 王蕴华.李德修小儿推拿技法[M].青岛:青岛市中医院,1981:3.

[37] 王蕴华.李德修小儿推拿技法[M].青岛:青岛市中医院,1981:4.

[38] 王蕴华.李德修小儿推拿技法[M].青岛:青岛市中医院,1981:5.

[39] 王蕴华.李德修小儿推拿技法[M].青岛:青岛市中医院,1981:6.

[40] 王蕴华.李德修小儿推拿技法[M].青岛:青岛市中医院,1981:8.

[41] 王蕴华.李德修小儿推拿技法[M].青岛:青岛市中医院,1981:9.

[42] 王蕴华.李德修小儿推拿技法[M].青岛:青岛市中医院,1981:10.

[43] 赵鉴秋.幼科推拿三字经派求真[M].青岛:青岛出版社,1991:17.

[44] 王蕴华.李德修小儿推拿技法[M].青岛:青岛市中医院,1981:16.

[45] 梁繁荣.针灸推拿学辞典[M].北京:人民卫生出版社,2006:497.

[46] 熊应雄.小儿推拿广意[M].陈紫山,重订.北京:中

国书店影印，1987：12.

[47] 骆如龙.幼科推拿秘书[M].上海：上海科学技术出版社，1959：40.

[48] 赵鉴秋.幼科推拿三字经派求真[M].青岛：青岛出版社，1991：14.

[49] 葛湄菲.汉英对照三字经流派小儿推拿[M].叶晓，译.上海：上海科学技术出版社，2008：10.

[50] 孙道夫.岛城儿科名医赵鉴秋[J].山东中医杂志，1994，13（3）：135.

[51] 裘沛然.中国医籍大辞典[M].上海：上海科学技术出版社，2002：1218.

[52] 刘时觉.中国医籍续考[M].北京：人民卫生出版社，2011：1110.

[53] 薛清录.中国中医古籍总目[M].上海：上海辞书出版社，2007：1225.

[54] 王蕴华.李德修小儿推拿技法[M].青岛：青岛市中医院，1981：1.

[55] 李先晓.李德修小儿推拿秘笈[M].北京：人民卫生出版社，2010：5.

[56] 张汉臣.实用小儿推拿[M].北京：人民卫生出版社，1974：6.

[57] 田常英.小儿推拿名医张汉臣常用的望诊法[J].按摩与导引，1990（3）：33.

[58] 赵翰林.中医面诊[M].北京：中医古籍出版社，1974：24.

[59] 张振鋆.厘正按摩要术[M].曲祖贻，点校.北京：人

民卫生出版社，1990：5-13.

[60] 张汉臣. 实用小儿推拿［M］. 北京：人民卫生出版社，1974：3-9.

[61] 孙广仁. 中医基础理论［M］. 北京：中国中医药出版社，2002：290.

[62] 张汉臣. 实用小儿推拿［M］. 北京：人民卫生出版社，1974：79.

[63] 王道全. 推拿临床治疗学［M］. 济南：山东中医药大学，2005：24.

[64] 梁繁荣. 针灸推拿学辞典［M］. 北京：人民卫生出版社，2006：414.

[65] 梁繁荣. 针灸推拿学辞典［M］. 北京：人民卫生出版社，2006：707.

[66] 梁繁荣. 针灸推拿学辞典［M］. 北京：人民卫生出版社，2006：706.

[67] 张汉臣. 实用小儿推拿［M］. 北京：人民卫生出版社，1974：40.

[68] 张汉臣. 实用小儿推拿［M］. 北京：人民卫生出版社，1974：39.

[69] 张汉臣. 实用小儿推拿［M］. 北京：人民卫生出版社，1974：65.

[70] 张汉臣. 实用小儿推拿［M］. 北京：人民卫生出版社，1974：75.

[71] 张汉臣. 实用小儿推拿［M］. 北京：人民卫生出版社，1974：31-35.

[72] 张汉臣. 实用小儿推拿［M］. 北京：人民卫生出版社，

1974：47.

[73] 张汉臣，于伟卿，吕运明.中医推拿补脾穴和逆运内八卦穴对正常人体胃运动影响的初步观察[J].青岛医学院学报，1962（1）：5-8.

[74] 骆如龙.幼科推拿秘书[M].上海：上海科学技术出版社，1959：36.

[75] 张汉臣，于伟卿，吕运明.中医推拿补脾穴对正常人体胃液分泌影响的初步观察[J].青岛医学院学报，1962（1）：1-4.

[76] 张汉臣，于伟卿，吕运明，等.中医推拿正常人体补脾穴对蛋白质和淀粉消化能力影响的初步观察[J].青岛医学院学报，1962（2）：43-45.

[77] 田常英.小儿推拿名医张汉臣常用的望诊法[J].按摩与导引，1990（2）：34.

[78] 张汉臣.实用小儿推拿[M].北京：人民卫生出版社，1974：35.

[79] 张汉臣.实用小儿推拿[M].北京：人民卫生出版社，1974：54.

[80] 殷明，毕永升.山东小儿推拿之三大流派[J].山东中医学院学报，1986，10（3）：52.

[81] 山东省中医进修学校.儿科推拿疗法简编[M].济南：山东人民出版社，1959：9.

[82] 山东省中医进修学校.儿科推拿疗法简编[M].济南：山东人民出版社，1959：10-11.

[83] 山东省中医进修学校.儿科推拿疗法简编[M].济南：山东人民出版社，1959：12-14.

[84] 骆如龙. 幼科推拿秘书[M]. 上海：上海科学技术出版社, 1959：34.

[85] 山东省中医进修学校. 儿科推拿疗法简编[M]. 济南：山东人民出版社, 1959：23.

[86] 毕永升, 程本增. 孙重三老师临床经验介绍[J]. 山东中医学院学报, 1981（4）：54-55.

[87] 山东省中医进修学校. 儿科推拿疗法简编[M]. 济南：山东人民出版社, 1959：86.

[88] 山东省中医进修学校. 儿科推拿疗法简编[M]. 济南：山东人民出版社, 1959：39.

[89] 山东省中医进修学校. 儿科推拿疗法简编[M]. 济南：山东人民出版社, 1959：74.

[90] 山东省中医进修学校. 儿科推拿疗法简编[M]. 济南：山东人民出版社, 1959：37.

[91] 廖军, 廖品东. 小儿推拿复式操作"同名异法"源流考[J]. 中华推拿疗法杂志, 2003, 2（3）：18.

[92] 骆如龙. 幼科推拿秘书[M]. 上海：上海科学技术出版社, 1959：1.

[93] 熊应雄. 小儿推拿广意[M]. 陈紫山, 重订. 北京：中国书店影印, 1987.

[94] 山东省中医进修学校. 儿科推拿疗法简编[M]. 济南：山东人民出版社, 1959：50.

[95] 山东省中医进修学校. 儿科推拿疗法简编[M]. 济南：山东人民出版社, 1959：48.

[96] 方力. 推拿、气功专家——毕永升[J]. 山东中医杂志, 1990, 9（4）：42.

［97］夏治平．中国推拿全书［M］．上海：上海中医药大学出版社，2000：32-33．

［98］杨天宇译注．周礼［M］．上海：上海古籍出版社，2004：70．

［99］马王堆汉墓帛书整理小组．五十二病方［M］．北京：文物出版社，1979．

［100］刘剑锋．中医望色诊病的历史与发展［D］．哈尔滨：黑龙江中医药大学，2010：27-29．

［101］王洪图．内经［M］．北京：人民卫生出版社，2000：202．

［102］郑曙光，熊百莉．中苗医望指纹之比较［J］．中国民族民间医药杂志，1996（21）：6-7．

［103］王洪图．内经［M］．北京：人民卫生出版社，2000：205．

［104］王国才．推拿手法学［M］．北京：中国中医药出版社，2003：103．

［105］张振鋆．厘正按摩要术［M］．曲祖贻，点校．北京：人民卫生出版社，1990：9．

［106］王蕴华．李德修小儿推拿技法［M］．青岛：青岛市中医院，1981：15．

［107］汪受传．中医儿科学［M］．北京：人民卫生出版社，1998：18．

附 录

附录 1

三字经小儿推拿流派辨证取穴（《李德修小儿推拿技法》）

病名	辨证		主穴	配穴	
一、感冒	1.感冒风寒		一窝风、平肝、清肺	不得汗	列缺或提捏大椎穴
				头痛	阳池
				鼻塞不通	黄蜂入洞
				腹痛泻	清补脾、外劳宫
				呕吐	清胃
	2.感冒风热		平肝、清肺、天河水	头痛	阳池
				鼻塞不通	黄蜂入洞
				腹泻	清补脾、清补大肠
				高热不退	推六腑
				虚热、实热纠结久不退	外劳宫或二人上马
	3.感冒兼症	感冒夹痰	平肝、清肺、天河水、运八卦	痰太盛	清补脾
				高热	推六腑
		感冒夹滞	平肝、清肺、天河水、运八卦、清脾	呕吐	清胃
				见有形食积	清大肠
				高热	推六腑

（续表）

病名	辨证		主穴	配穴	
一、感冒	3.感冒兼症	感冒夹惊	平肝（加重）、清肺、天河水（加重）	高热	推六腑
				见角弓反张、目上翻、惊厥	下捣小天心
				目斜视	向相反方向捣小天心
		感冒寒热往来	分手阴阳、大四横纹、外劳宫	少阳证	平肝、清肺、天河水
二、咳喘	1.虚证咳喘		清肺、清补脾、运八卦	痰多味咸者	二人上马
				咳震头胸痛多呕者	平肝、天河水、清胃
				痰黏腻，不思饮食	清补脾（加重）、清胃
				虚寒象明显者	二人上马或三关
				虚热象明显者	天河水
				阳虚咳喘	清补脾、二人上马、运八卦
				阴虚咳喘	天河水、二人上马、运八卦
				阴虚肺燥干咳无痰	清肺为独穴，清补脾、二人上马
				心阳不足咳喘	外劳宫、清补心或二马
	2.实证咳喘		揉四横纹、运八卦、清肺	热盛者	天河水
				胃热上蒸者	清胃
				气逆喘甚者	平肝、下捣小天心
				热甚者	推六腑
				内热为外寒所束，去四横纹	天河水、平肝

（续表）

病名	辨证		主穴	配穴
二、咳喘	3.外感并发咳喘		风寒、风热分别采用解表穴，加运八卦、四横纹、平肝、清肺	
	4.咳喘单见	咳	平肝、清肺、清胃、运八卦	
		喘	运八卦、平肝、清肺、四横纹	
	5.久咳成劳		二人上马、清补脾	肺虚过甚　补肺
三、百日咳	初中期		平肝、清肺、天河水、清胃、运八卦	
	晚期虚甚		平肝、清肺、天河水、清胃、运八卦、清补脾、二人上马	
	肺气虚极无热		八卦、清补脾	
	肺气虚惫已甚		补肺	
四、肺炎			平肝、清肺、天河水、运八卦	兼呕　清胃
				热甚　推六腑
				痰壅气郁　小横纹
				喘逆过甚　直捣小天心
				如见风象仍守主穴多推
				如见脱象　二人上马、清补脾
五、麻疹	1.麻疹顺症		平肝、清肺、天河水	兼呕吐　清胃（不可过用）
				兼泻　利小便、清补大肠
				兼音哑　平肝（加重）、清肺（加重）、清胃（中病即止）
				唇干、口渴过甚　清胃（中病即止）
				咳嗽较重　清肺（加重）、运八卦
				兼咽喉红肿　天河水（加重）、清胃（中病即止）
				兼目赤太甚　平肝（加重）

（续表）

病名	辨证		主穴	配穴	
五、麻疹	1.麻疹顺症		平肝、清肺、天河水	服食热性发物发疹上多下稀	清胃（不可过用）
				发痒发喘	守主穴多推，加运八卦
				误食酸凉，体温渐减	二人上马
				伤热	清胃（适当用），重者加六腑
				伤凉	二人上马，也可加外劳宫
	2.麻疹逆症	逆症阴证	平肝、清肺、天河水（坚持久推）	如仍不透畅	二人上马
		逆症阳证	平肝、清肺、天河水（坚持久推）	如仍不透畅	二人上马
		邪闭不出	拿列缺，回生之后如能得汗，为有转机，仍守三主穴加二马		
		邪毒入血	只见疹色紫暗，尚未变黑，	六腑、二马、平肝、清肺、天河水	
			体温渐复，有转机	三关、二人上马、外劳宫	
			体温已升	平肝、清肺、天河水、二马	
			体温陡降，汗出如珠，或疹色已黑者，不救		
	3.麻疹变症	麻疹肺炎	平肝、清肺、天河水、运八卦	热太盛	六腑
				如见其他兼症，加穴与治肺炎相同，唯清胃不宜过用，恐防麻疹透发	
		麻疹倒回	拿列缺、平肝、清肺、天河水、二人上马	如见寒象	三关
				腹痛	外劳宫
				如见透出	仍守三主穴：平肝、清肺、天河水

(续表)

病名	辨证		主穴	配穴	
五、麻疹	4. 麻疹后遗症	腹泻	清胃、清补大肠、平肝、清肺、天河水	症状消失	清补脾、二人上马善后
		咳喘	平肝、清肺、天河水、运八卦	症状消失	清补脾、二人上马善后
六、水痘			清胃、清肺、天河水		
七、呕吐	1. 胃热呕吐		清胃、平肝、天河水、运八卦	腹痛	板门
				便秘	清大肠
	2. 胃寒呕吐		外劳宫、板门、平肝、清胃、运八卦	外中寒邪兼腹痛	一窝风
				有形寒积	清大肠
				寒伤脾胃或冷泻	清补脾
	3. 伤食呕吐		板门、运八卦、清胃、清补脾		
	4. 阴虚呕吐		二人上马、板门、清胃、运八卦、清补脾	生虚热者	天河水
	5. 夹惊呕吐		平肝、清胃、运八卦、板门、天河水、外劳宫		
八、泄泻	1. 风寒泄泻		一窝风、外劳宫、清补大肠	善后	清补脾
	2. 湿热泄泻		平肝、清胃、天河水、清小肠、运八卦	善后	清补脾
	3. 伤食泄泻		清胃、天河水、运八卦、清补大肠、清小肠		
	4. 脾虚泄泻		外劳宫、清补脾、清补大肠、平肝		
	5. 脾肾阳虚泄泻		二人上马、外劳宫、清补脾、平肝		
	6. 受惊泄泻		平肝、清肺、天河水、运八卦、掐揉五指节、清补大肠		
	7. 吐泻交作		板门独穴，久推，可止吐泻	平肝、清胃、天河水、清补大肠	

(续表)

病名	辨证	主穴	配穴	
九、痢疾	1. 湿热痢	平肝、清胃、运八卦、清补大肠、清小肠	热高	六腑
			单见赤者	天河水
			单见白者	清补脾
	2. 疫毒痢	平肝、清胃、天河水、六腑、清补大肠、清小肠	扶正救脱	外劳宫、二马、清补脾、清补大肠
	3. 寒湿痢	外劳宫、清补脾、清补大肠		
	4. 慢性痢疾	清补大肠独穴1小时	偏热	天河水、清补脾、平肝
			偏寒	外劳宫、二人上马、清补脾
			阿米巴痢疾	清补大肠、清补脾
	5. 噤口痢	板门、清胃、天河水、清补脾、清补大肠		
十、脘腹痛	1. 寒性腹痛	一窝风、外劳宫、板门、运八卦、天河水	如有有形寒积	清补大肠
	2. 热性腹痛	平肝、清胃、天河水、板门		
	3. 食积腹痛	平肝、清胃、清脾、运八卦、板门、清大肠		
	4. 气郁腹痛	平肝、运八卦、四横纹、板门		
	5. 瘀血腹痛	四横纹、外劳宫、板门、天河水		
	6. 蛔虫痛	第一次,外劳宫、平肝;第二次,外劳宫、清胃、清大肠		
	7. 虚寒腹痛	外劳宫、清补脾、板门、四横纹		
	8. 肠套叠腹痛	外劳宫(重用)、清脾、清胃、清大肠、四横纹	开后	清补脾
十一、便秘	1. 虚寒便秘	外劳宫、清补脾、运水入土、二人上马、清补大肠		
	2. 实热便秘	平肝、清胃、六腑、运水入土、四横纹、清大肠		

（续表）

病名	辨证		主穴		配穴	
十二、惊风	1. 急惊风		清热：平肝、六腑、清肺、天河水			
			祛风痰：运八卦、五指节、大四横纹			
			镇惊、息风、纠正角弓反张：下捣小天心、阳池、五指节			
			昏厥不醒：拿列缺			
	2. 慢惊风		平肝、清补脾、运八卦、五指节、二人上马	腹痛	外劳宫	
				腹泻	清补大肠	
				挟热	清肺、天河水	
	3. 惊风后遗症	余热不清	平肝、清肺、天河水			
		痰多	运八卦、大四横纹、捣小天心			
		余风未尽	平肝、阳池			
		下肢失灵	二马、清补脾（多推取效）	如仍不温	外劳宫、三关	
		目睛不正	向相反方向捣小天心，左斜右捣，右斜左捣，上视下捣，下视上捣，斗睛由中心向两侧分捣、中病而止			
		音哑	天河水、清肺，最后加清补脾以助肺金			
		耳聋	平肝、补肾			
		四肢拘挛	风热尚盛：平肝、清肺、天河水			
			醒镇清窍：阳池、下捣小天心			
			舒筋益脾肾：平肝、清补脾、补肾			
			调和气血：四横纹、五指节			
			补益肾中水火：二人上马			
		余邪成痫	取穴见第十三节痫症			

（续表）

病名	辨证		主穴	配穴
十二、惊风	4.惊风变症	惊风前仆	上捣小天心一百遍为1次；二人上马、阳池各一百遍；掐左右合谷各一百遍。以上为1次治疗程序	
		洗浴受惊	平肝、阳池、掐五指节	
		胎风	平肝、阳池、清肺、天河水、五指节	
十三、痫症	1.惊痫		平肝、四横纹、五指节、下捣小天心，热盛加六腑	
	2.痰痫		平肝、运八卦、四横纹、清补脾、下捣小天心，热加六腑	
	3.瘀血痫		平肝、四横纹、天河水、五指节、下捣小天心	
十四、小儿麻痹症			热盛时：六腑、平肝、清肺、天河水	
			热退时：清补脾、大四横纹、五指节	
			日久肢凉时：三关、外劳宫、二马、平肝、补肾、补脾、大四横纹、五指节	
十五、胎黄			初现：清补脾、平肝、清胃	
			转暗：外劳宫、清补脾、平肝、清胃	
十六、积滞	1.乳积		清补脾、清胃、平肝、八卦、五指节	
	2.食积		清补脾、清胃、平肝、八卦、五指节	虚寒 外劳宫
				有热 天河水
	3.奶癖		平肝、清胃、天河水、八卦、五指节	
	4.虫积		药物驱虫，用清补脾、清胃、清大肠、外劳宫佐之	
十七、佝偻病			二人上马、外劳宫、三关、清脾、平肝、补肾、五经穴如兼咳喘，加运八卦	
十八、肾病			平肝、清肺、清胃、清脾、清小肠，热加六腑	
			无热者，平肝、清补脾、补肾、二人上马、清小肠	
十九、遗尿			虚证：外劳宫、二人上马、清补脾、补肾、运水入土	
			肝热：平肝、天河水、清补脾、清小肠	
			疲劳生热：平肝、天河水、清小肠、运水入土	
			遗尿久不愈：平肝、补肾、二马、运水入土、天河水（有热用）	

(续表)

病名	辨证	主穴		配穴
二十、疝病		二马为独穴，独用久用取效		
		有湿：二马、清补脾、清小肠		
		有寒：二马、外劳宫		
		有热：二马、天河水		
		气虚：二马、清补脾		
		气郁：二马、平肝、运八卦		
二十一、脱肛	气虚	徐谦光：补脾、二马、补肾、清补大肠		
		李德修：外劳宫、清补脾、清补大肠		
	湿热	清补脾、清胃、天河水、清补大肠、二马		
二十二、痄腮		六腑、清胃、平肝	初起有表证	天河水
			兼虚象	二马
二十三、杂治	1.脾寒	补脾、外劳宫、五指节		
	2.心热	平肝、清胃、天河水、五指节		
	3.惊恐	平肝、清补脾、清补心、天河水、五指节		
二十四、杂治	1.小儿阴疽	外劳宫	引毒透发	平肝、清肺
			阴已转阳有热	天河水
	2.膀胱郁、砂淋石淋	二人上马、平肝、清小肠		
	3.肾阳不足	二人上马为独穴，多揉久揉		
	4.胆火(胆囊炎)	二人上马、清胃、清补脾、平肝		
	5.脑病	二人上马、补肾、阳池		
	6.热病成哑	二人上马、阳池、平肝、下揉小天心、清肺		
	7.寒热错综	大四横纹为独穴		
	8.肝病	平肝为主		
	9.喉痛	卡拿合谷穴		
	10.虚火牙痛	二人上马、补肾		

（续表）

病名	辨证	主穴	配穴	
二十四、杂治	11. 自汗、盗汗	三关	有虚热	天河水
	12. 牙龈出血	虚：清补脾、平肝、清胃、二人上马		
		实：清脾、清胃、平肝		
	13. 劳伤	二人上马、补肾		
	14. 小儿虚弱	二马、外劳宫、平肝、补脾		
		仅不思饮食：清补脾		
	15. 口疮	清胃、天河水		
	16. 脑积水	二人上马、阳池、下捣小天心		
	17. 上火下寒	六腑清上火		
		外劳宫祛下寒		

附录 2

张汉臣小儿推拿流派辨证取穴（《实用小儿推拿技法》）

病名		处方用穴	
		主穴	配穴
初生儿疾病	1. 不啼	掐人中穴（或用毫针刺），掐中冲穴，掐少商穴，揉小天心穴	推补脾土穴，推上三关穴，分阳，推补肾水穴，揉二人上马穴，揉外劳宫穴
	2. 初生儿颅内出血	分阴，揉小天心穴，揉阳池穴	推补肾水穴，揉二人上马穴，推清板门穴，推清天河水穴
	3. 初生儿肺闭喘嗽	揉小天心穴，推补肾水穴，推清板门穴，逆运内八卦穴，推清肺金穴，揉小横纹穴	揉二人上马穴，推清天河水穴
	4. 不乳 胎粪不下	逆运内八卦穴，推四横纹穴，揉合谷穴	推清肺金穴，推退下六腑穴，揉阳池穴
	4. 不乳 受寒凉	推补脾土穴，揉乙窝风穴，揉外劳宫穴，捏挤神阙穴	逆运内八卦穴，推四横纹穴，揉合谷穴
	5. 眼不开	揉小天心穴，推补肾水穴，推清天河水穴，推清板门穴	推清肺金穴，推退下六腑穴，揉阳池穴，揉二人上马穴
	6. 目烂	揉小天心穴，推补肾水穴，推清天河水穴，揉阳池穴	揉肾纹穴，揉二人上马穴

（续表）

病名		处方用穴	
		主穴	配穴
初生儿疾病	7.二便不通	逆运内八卦穴，推四横纹穴，推清肺金穴，推退下六腑穴，揉阳池穴	推补肾水穴，揉小天心穴，揉二人上马穴，推清天河水穴
	8.癃闭	推补肾水穴，推清天河水穴	揉小天心穴，揉二人上马穴，推清小肠穴
	9.五硬	揉小天心穴，揉乙窝风穴，推补脾土穴，推上三关穴，分阳	推补肾水穴，揉外劳宫穴，揉二人上马穴，逆运内八卦穴，推四横纹穴
	10.吐不止 便秘腹中秽恶不净	逆运内八卦穴，推四横纹穴，揉合谷穴	推清肺金穴，推退下六腑穴，揉阳池穴
	10.吐不止 生后受凉	推补脾土穴，揉乙窝风穴，揉外劳宫穴，捏挤神阙穴	逆运内八卦穴，推四横纹穴，揉合谷穴
	10.吐不止 产时口内秽液吞入	逆运内八卦穴，推四横纹穴，揉合谷穴，推清板门穴，推清肺金穴	揉小天心穴，推补肾水穴，揉二人上马穴，推清天河水穴
	11.初生儿泄泻	推补脾土穴，逆运内八卦穴，推四横纹穴，揉外劳宫穴，捏挤神阙穴、天枢穴，推清大肠穴	推补肾水穴，揉小天心穴，揉二人上马穴，推清天河水穴
	12.初生儿肛门赤肿	推清大肠穴	推补肾水穴，揉小天心穴，揉二人上马穴，推清天河水穴
	13.水疝	揉小天心穴，推补肾水穴，揉外劳宫穴，揉二人上马穴	推补脾土穴，逆运内八卦穴，推四横纹穴，揉肾顶穴
	14.鹅口疮	推补肾水穴，推大清天河水穴，揉总筋穴，揉小天心穴，揉小横纹穴，推四横纹穴	推清板门穴，推清肺金穴，推退下六腑穴，揉二人上马穴

（续表）

病名		处方用穴	
		主穴	配穴
初生儿疾病	15.夜啼 因寒	分阳，推补脾土穴，揉乙窝风穴，揉外劳宫穴，推清大肠穴。神阙穴、天枢穴先用三棱针针刺后，继用捏挤法	逆运内八卦穴，推四横纹穴，揉小天心穴，推补肾水穴，揉二人上马穴，推清天河水穴
	因热	分阴，推补肾水穴，推清天河水穴，推清板门穴	揉小天心穴，推四横纹穴，推清肺金穴，推退下六腑穴
	因惊	揉小天心穴，推补肾水穴，推清天河水穴	分阴阳，揉二人上马穴
	因虚	推补脾土穴，推上三关穴，推补肾水穴，揉小天心穴	逆运内八卦穴，四横纹穴，揉外劳宫穴，揉二人上马穴，推清天河水穴
头及五官等部疾病	16.头痛 风寒侵袭	揉小天心穴，揉乙窝风穴，推补肾水穴，推清板门穴，推清天河水穴	掐攒竹穴、鱼腰穴、丝竹空穴（上三穴可先用三棱针刺后，继用捏挤法），揉阳池穴
	胃火上炎	推清板门穴，推清肺金穴，逆运内八卦穴，推四横纹穴，推退下六腑穴，揉阳池穴	掐攒竹穴、鱼腰穴、丝竹空穴（上三穴可先用三棱针刺后，继用捏挤法），推补肾水穴，揉二人上马穴
	痰湿内阻	推补肾水穴，掐列缺穴，推补脾土穴，揉乙窝风穴，揉外劳宫穴，揉小天心穴，揉二人上马穴，推清天河水穴	逆运内八卦穴，推四横纹穴，揉合谷穴，掐攒竹穴、鱼腰穴、丝竹空穴（上三穴可先用三棱针刺后，继用捏挤法）
	17.解颅	揉小天心穴，推补肾水穴，揉阳池穴，揉二人上马穴	推清板门穴，揉肾顶穴，推清天河水穴
	18.目赤痛	揉小天心穴，推补肾水穴，推大清天河水穴，揉肾纹穴，揉阳池穴	推清板门穴，推清肺金穴，推退下六腑穴，揉二人上马穴

（续表）

病名		处方用穴	
		主穴	配穴
头及五官等部疾病	19. 目生胬肉	揉小天心穴，推补肾水穴，揉精宁穴，推四横纹穴，揉肾纹穴	推清肺金穴，揉二人上马穴，推清天河水穴
	20. 视物不明	揉小天心穴，推补肾水穴，推清板门穴，揉阳池穴	逆运内八卦穴，推四横纹穴，揉二人上马穴，推清天河水穴，揉肾顶穴
	21. 斜视	揉小天心穴，推补肾水穴	揉阳池穴，揉小横纹穴
	22. 眼皮重	揉小天心穴，推补脾土穴，推上三关穴，推清板门穴	推补肾水穴，逆运内八卦穴，推四横纹穴，揉二人上马穴
	23. 鼻渊	揉小天心穴，推清肺金穴	推清板门穴，揉二人上马穴
	24. 鼻衄	掐右端正穴	揉小天心穴，推补肾水穴，推清板门穴，推清肺金穴，揉阳池穴，揉二人上马穴，推清天河水穴
	25. 滞颐 脾胃积热	推补肾水穴，推大清天河水穴，推清板门穴，推四横纹穴	揉总筋穴，揉小天心穴，揉小横纹穴，推清肺金穴，推退下六腑穴，揉二人上马穴
	25. 滞颐 脾胃虚寒	推补脾土穴，揉乙窝风穴，逆运内八卦穴，推四横纹穴	推补肾水穴，揉外劳宫穴，揉二人上马穴，
	26. 重龈	揉小天心穴，推清板门穴，揉合谷穴	推补肾水穴，推清肺金穴，推退下六腑穴，推清天河水穴，揉二人上马穴
	27. 牙痛 实痛	揉小天心穴，揉乙窝风穴，推补肾水穴，推清板门穴，推清天河水穴，揉合谷穴	推清肺金穴，推退下六腑穴，揉阳池穴
	27. 牙痛 虚痛	推补肾水穴，揉二人上马穴，揉合谷穴	推清板门穴，揉小天心穴

（续表）

病名			处方用穴	
			主穴	配穴
头及五官等部疾病	28. 唇燥裂		推四横纹穴，推清板门穴，揉小天心穴，推补肾水穴，揉二人上马穴	推清肺金穴，推退下六腑穴，推天河水穴
	29. 吐舌		推补肾水穴，推大清天河水穴	推清板门穴，推四横纹穴，揉小天心穴，揉二人上马穴
	30. 弄舌		推补肾水穴，推大清天河水穴，推清板门穴	揉小天心穴，揉二人上马穴
传染病	31. 水痘		揉小天心穴，揉乙窝风穴，推补肾水穴，推清板门穴	揉二人上马穴，推清天河水穴，推补脾土穴，推上三关穴
	32. 麻疹	初起	揉小天心穴，揉乙窝风穴，推补肾水穴，推清板门穴	推补脾土穴，推上三关穴，逆运内八卦穴，推四横纹穴，揉合谷穴，揉二人上马穴，捏挤神阙穴
		顺症	同上	同上
		逆症之一	揉小天心穴，揉二扇门穴，推补肾水穴，推清板门穴，推大清天河水穴，分阴阳（阴重）	逆运内八卦穴，推清肺金穴，推退下六腑穴，揉小横纹穴，揉二人上马穴穴
		逆症之二	揉小天心穴，推补脾土穴，推上三关穴，分阳	推补肾水穴，推清板门穴，揉外劳宫穴，揉二人上马穴，捏挤神阙穴
	33. 痢疾	赤痢	分阴，推补肾水穴，推大清天河水穴，推清板门穴	推四横纹穴，推清肺金穴，推退下六腑穴，揉二人上马穴，神阙、天枢二穴先用针刺后继用捏挤法
		白痢	分阳，推补脾土穴，揉乙窝风穴，揉外劳宫穴，神阙、天枢二穴先用针刺后继用捏挤法	推补肾水穴，揉二人上马穴，逆运内八卦穴，推四横纹穴，推清大肠穴

（续表）

病名			处方用穴	
			主穴	配穴
传染病	34. 痄腮		揉小天心穴，揉乙窝风穴，推补肾水穴，推清天河水穴，推清板门穴，揉阳池穴	分阴阳，推上三关穴，推退下六腑穴，揉二人上马穴
	35. 顿咳	初起偏热	揉小天心穴，揉乙窝风穴，推补肾水穴，推大清天河水穴，推清板门穴	逆运内八卦穴，推四横纹穴，揉合谷穴，推清肺金穴，揉小横纹穴，揉二人上马穴，捏挤天突、新建、委中穴
		日久偏虚痰多	揉小天心穴，推补脾土穴，揉乙窝风穴，逆运内八卦穴，推四横纹穴，揉合谷穴	推补肾水穴，揉二人上马穴，揉小横纹穴，揉外劳宫穴，捏挤神阙穴、天突穴、新建穴
	36. 小儿麻痹后遗症	第一期（前驱期）	揉小天心穴，揉乙窝风穴，推补肾水穴，推清板门穴	分阴阳，逆运内八卦穴，推四横纹穴，揉合谷穴，揉二人上马穴，推清天河水穴，掐攒竹穴、鱼腰穴、丝竹空穴
		第二期（瘫痪前期）	揉小天心穴，揉乙窝风穴，推补肾水穴，推清板门穴，揉二人上马穴	逆运内八卦穴，推四横纹穴，揉合谷穴，分阴阳（阴重），推补脾土穴，推上三关穴，推清天河水穴，掐攒竹穴、鱼腰穴、丝竹空穴（或用针刺后继用捏挤法）
		第三期（瘫痪后期） 上肢	推补脾土穴，推上三关穴，揉小天心穴，掐曲池穴，分阳	推补肾水穴，逆运内八卦穴，推四横纹穴，揉合谷穴，揉外劳宫穴，揉二人上马穴，推清天河水穴
		下肢	推补肾水穴，揉小天心穴，推补脾土穴，掐列缺穴，推上三关穴，掐风市穴，揉二人上马穴	逆运内八卦穴，推四横纹穴，揉合谷穴，推清天河水穴
		面部	揉小天心穴，揉乙窝风穴，推补脾土穴，推上三关穴，分阳	推补肾水穴，揉小横纹穴，推清板门穴，逆运内八卦穴，推四横纹穴，揉二人上马穴，推清天河水穴

（续表）

病名		处方用穴	
		主穴	配穴
传染病	37.黄疸 阳黄	揉小天心穴，推清板门穴，推补肾水穴，推清天河水穴，揉二人上马穴，分阴	逆运内八卦穴，推四横纹穴，推清肺金穴，推退下六腑穴
	37.黄疸 阴黄	推补脾土穴，推上三关穴，推补肾水穴，揉外劳宫穴，揉小天心穴，揉小横纹穴，分阳	逆运内八卦穴，推四横纹穴，揉合谷穴，揉二人上马穴，推清天河水穴，捏挤神阙穴
呼吸系统疾病	38.急性喉痹	先急救用穴：捏挤天突穴、新建穴、少商穴、委中穴（新建、少商、委中三穴先用针刺，继用捏挤法）	
		揉小天心穴，揉乙窝风穴，推补肾水穴，推清板门穴，揉合谷穴	逆运内八卦穴，推清肺金穴，推退下六腑穴，推清天河水穴
	39.慢性喉痹	推补肾水穴，揉二人上马穴，推清板门穴，揉小天心穴，推清肺金穴，揉合谷穴	逆运内八卦穴，推四横纹穴，推退下六腑穴，推清天河水穴
	40.急性乳蛾	揉小天心穴，揉乙窝风穴，推补肾水穴，推清板门穴，揉合谷穴	推清肺金穴，推退下六腑穴，揉二人上马穴，推大清天河水穴，少商穴针刺放血，新建穴先用三棱针刺继用捏挤法
	41.慢性乳蛾	揉小天心穴，推补肾水穴，推清板门穴，揉二人上马穴，揉合谷穴	推清肺金穴，推退下六腑穴，逆运内八卦穴，推四横纹穴，推清天河水穴，捏挤新建穴
	42.感冒 外感风寒	揉小天心穴，揉乙窝风穴，推补肾水穴，推清板门穴，分阴阳（阳重），揉黄蜂入洞	逆运内八卦穴，推四横纹穴，揉合谷穴，推清肺金穴，揉小横纹穴，揉二人上马穴，推清天河水穴，掐攒竹穴、鱼腰穴、丝竹空穴

（续表）

病名			处方用穴	
			主穴	配穴
呼吸系统疾病	42.感冒	外感风热	揉小天心穴，揉乙窝风穴，推补肾水穴，推清天河水穴，推清板门穴，分阴阳(阴重)	逆运内八卦穴，推四横纹穴，推清肺金穴，推退下六腑穴，揉二人上马穴，揉小横纹穴，掐攒竹穴、鱼腰穴、丝竹空穴
		兼症 夹痰	揉小天心穴，揉乙窝风穴，推补肾水穴，推清天河水穴，推清板门穴，逆运内八卦穴，推清肺金穴，揉合谷穴，捏挤天突穴、新建穴	推四横纹穴，揉小横纹穴，揉二人上马穴
		兼症 夹食	揉小天心穴，推补肾水穴，推清板门穴，逆运内八卦穴，推四横纹穴，揉合谷穴	分阴阳，推清大肠穴，揉二人上马穴，推清天河水穴，捏挤神阙穴、天枢穴
		兼症 夹惊	揉小天心穴，推补肾水穴，推大清天河水穴，分阴阳	逆运内八卦穴，推四横纹穴，揉二人上马穴
	43.咳嗽	外感咳嗽	揉小天心穴，揉乙窝风穴，推补肾水穴，推清板门穴，推清天河水穴	逆运内八卦穴，推四横纹穴，推清肺金穴，揉小横纹穴，揉二人上马穴
		内伤咳嗽	推补脾土穴，揉乙窝风穴，逆运内八卦穴，推四横纹穴	推补肾水穴，推清板门穴，推清肺金穴，揉二人上马穴，推清天河水穴
	44.肺风痰喘	主症	揉小天心穴，揉乙窝风穴，推补肾水穴，推清板门穴，逆运内八卦穴，推清肺金穴	推四横纹穴，揉小横纹穴，揉二人上马穴，推清天河水穴
		兼症一	揉小天心穴，推补肾水穴，揉二人上马穴，推清板门穴，逆运内八卦穴，推清肺金穴	推四横纹穴，揉小横纹穴，推清天河水穴，捏挤天突穴、新建穴

（续表）

病名			处方用穴	
			主穴	配穴
呼吸系统疾病	45.喘症	兼症二	揉小天心穴，推补肾水穴，推清天河水穴，逆运内八卦穴，推四横纹穴，揉合谷穴	揉二人上马穴，揉小横纹穴
		兼症三	推补脾土穴，揉乙窝风穴，逆运内八卦穴，推四横纹穴，揉合谷穴，揉外劳宫穴	推补肾水穴，揉小天心穴，揉小横纹穴，揉二人上马穴，推清天河水穴
		实喘 风寒	揉小天心穴，揉乙窝风穴，推补肾水穴，推清天河水穴，推板门穴	逆运内八卦穴，推四横纹穴，揉小横纹穴，推清肺金穴，推退下六腑穴，揉二人上马穴
		实喘 痰饮	推补脾土穴，揉乙窝风穴，揉外劳宫穴，推补肾水穴，揉二人上马穴，推清肺金穴	逆运内八卦穴，推四横纹穴，揉合谷穴，揉小天心穴，揉小横纹穴，推清天河水穴，捏挤神阙穴
		虚喘 肺虚	推补脾土穴，揉乙窝风穴，逆运内八卦穴，推四横纹穴，揉小天心穴，揉小横纹穴	推补肾水穴，推清板门穴，揉二人上马穴，揉外劳宫穴，推清天河水穴
		虚喘 肾虚	推补肾水穴，揉小天心穴，揉乙窝风穴，推清板门穴，逆运内八卦穴，推清肺金穴	揉小横纹穴，揉二人上马穴，推清天河水穴
消化系统疾病	46.呕吐	伤食吐	揉小天心穴，推清板门穴，逆运内八卦穴，推四横纹穴，揉合谷穴	推清肺金穴，揉二人上马穴，推清天河水穴，捏挤大椎穴、曲泽穴、委中穴
		痰饮吐	推补脾土穴，揉乙窝风穴，揉外劳宫穴，捏挤神阙穴	逆运内八卦穴，推四横纹穴，揉合谷穴，推清肺金穴，推补肾水穴，揉二人上马穴，推清天河水穴，捏挤委中穴

（续表）

	病名		处方用穴	
			主穴	配穴
消化系统疾病	46.呕吐	惊吐	分阴阳，揉小天心穴，推补肾水穴，推清天河水穴	推清板门穴，逆运内八卦穴，推四横纹穴，揉合谷穴，揉二人上马穴
		寒吐	推补脾土穴，揉乙窝风穴，逆运内八卦穴，推四横纹穴，揉合谷穴	揉外劳宫穴，捏挤神阙穴，推补肾水穴，揉二人上马穴，推清天河水穴
		热吐	揉小天心穴，揉乙窝风穴，推补肾水穴，推板门穴，推大清天河水穴	逆运内八卦穴，推四横纹穴，揉合谷穴，推清肺金穴，推退下六腑穴，揉二人上马穴，委中先针刺继用捏挤法
		上吐下泻	揉小天心穴，揉乙窝风穴，推补肾水穴，推板门穴，逆运内八卦穴，推四横纹穴，揉合谷穴	分阴阳，揉外劳宫穴，推大肠穴，推清小肠穴，揉二人上马穴，推天河水穴，委中、曲泽、天枢、神阙顺序先用三棱针刺继用捏挤法
	47.泄泻	感冒伤食泻	揉小天心穴，揉乙窝风穴，推补肾水穴，推清板门穴	逆运内八卦穴，推四横纹穴，揉合谷穴，揉二人上马穴，推清天河水穴，推大肠穴
		脾虚泻	推补脾土穴，揉乙窝风穴，揉外劳宫穴，捏挤神阙穴、天枢穴	顺运内八卦穴，推四横纹穴，推补肾水穴，揉二人上马穴
		肾虚泻	推补肾水穴，分阴阳，揉外劳宫穴，捏挤神阙穴、天枢穴，推清大肠穴	揉小天心穴，揉二人上马穴，推清天河水穴
		惊泻	揉小天心穴，推补肾水穴，推清天河水穴，分阴阳	揉外劳宫穴，推清大肠穴，揉二人上马穴
		热泻	揉小天心穴，推补肾水穴，推清天河水穴，推清小肠穴，揉二人上马穴，分阴阳	逆运内八卦穴，推四横纹穴，推清大肠穴，曲泽穴、天枢穴、神阙穴先用三棱针刺出血继用捏挤法

（续表）

病名		处方用穴	
		主穴	配穴
消化系统疾病	47.泄泻 寒泻	推补脾土穴，揉乙窝风穴，揉外劳宫穴，捏挤神阙穴、天枢穴	逆运内八卦穴，推四横纹穴，推补肾水穴，揉二人上马穴
	脾肾阳虚泻	推补脾土穴，推补肾水穴，揉外劳宫穴，先针刺神阙穴，继用捏挤法，推清大肠穴	逆运内八卦穴，推四横纹穴，揉小天心穴，揉二人上马穴，推清天河水穴
	湿热伤阴泻	推补脾土穴，推补肾水穴，揉外劳宫穴，推清大肠穴	推清板门穴，揉小天心穴，揉二人上马穴，推清天河水穴，先针刺神阙穴、天枢穴继用捏挤法
	48.大便秘结 热秘	推四横纹穴，推清肺金穴，推退下六腑穴，揉阳池穴	推清板门穴，推补肾水穴，推清天河水穴，揉小天心穴，揉二人上马穴
	冷秘	推补肾水穴，推补脾土穴，揉乙窝风穴，揉外劳宫穴，捏挤神阙穴	揉小天心穴，推四横纹穴，推清肺金穴
	49.食欲不振 病在脾	推补脾土穴，逆运内八卦穴，推四横纹穴，揉合谷穴	推补肾水穴，揉外劳宫穴，揉二人上马穴，推清天河水穴
	病在胃	逆运内八卦穴，推四横纹穴，揉合谷穴	推清肺金穴，揉小天心穴，揉二人上马穴，推清天河水穴
	脾胃俱病	推补脾土穴，揉乙窝风穴，逆运内八卦穴，推四横纹穴，揉合谷穴	揉外劳宫穴，推补肾水穴，揉二人上马穴，推清天河水穴
	50.善食易饥	推清板门穴，顺运内八卦穴，推清肺金穴	推补肾水穴，揉二人上马穴，推清天河水穴
	51.腹痛 伤食痛	逆运内八卦穴，推四横纹穴，推清板门穴	推清肺金穴，推退下六腑穴，捏挤神阙穴
	寒痛	推补脾土穴，揉乙窝风穴，揉外劳宫穴，先针刺神阙穴继用捏挤法	推补肾水穴，逆运内八卦穴，推四横纹穴，揉二人上马穴
	虫痛	揉乙窝风穴，揉外劳宫穴，捏挤神阙穴	逆运内八卦穴，推四横纹穴，推补肾水穴，推清天河水穴

（续表）

病名		处方用穴	
		主穴	配穴
消化系统疾病	52. 疳积	推补脾土穴，推补肾水穴，推清板门穴，逆运内八卦穴，推四横纹穴，揉合谷穴，揉小天心穴，推上三关穴	揉外劳宫穴，揉二人上马穴，推清天河水穴
	53. 肠痈 寒湿	揉小天心穴，推清板门穴，逆运内八卦穴，推四横纹穴，推清肺金穴，推退下六腑穴	推补肾水穴，揉外劳宫穴，揉二人上马穴，推清天河水穴，神阙穴（先针刺，继用捏挤法）
	53. 肠痈 湿热	揉小天心穴，揉乙窝风穴，推补肾水穴，推清板门穴，推四横纹穴，推清肺金穴，推退下六腑穴，分阴，揉阳池穴	逆运内八卦穴，揉合谷穴，揉二人上马穴，推清天河水穴，神阙穴（先用三棱针刺后，继用捏挤法）
	54. 鼓胀 虚胀	推补脾土穴，揉乙窝风穴，推补肾水穴，揉二人上马穴，推清小肠穴，揉外劳宫穴，掐神阙穴	揉小天心穴，揉小横纹穴，逆运内八卦穴，推四横纹穴，揉合谷穴
	54. 鼓胀 实胀	揉小天心穴，揉小横纹穴，逆运内八卦穴，推四横纹穴，揉合谷穴	推补肾水穴，推清板门穴，推清天河水穴，揉二人上马穴，推清小肠穴
其他疾病	55. 急惊风	掐人中穴（或用毫针针刺，留针），揉小天心穴，分阴阳，揉阳池穴，揉二扇门穴，推补肾水穴，推清天河水穴，推清板门穴	逆运内八卦穴，推清肺金穴，推退下六腑穴，揉二人上马穴
	56. 慢惊风	揉小天心穴，推补脾土穴，推补肾水穴，分阴阳	揉乙窝风穴，逆运内八卦穴，推四横纹穴，揉外劳宫穴，揉二人上马穴，推清天河水穴，捏挤神阙穴

（续表）

病名		处方用穴	
		主穴	配穴
57.痫症	阳痫	掐人中穴，揉小天心穴，揉乙窝风穴，推补肾水穴，推清板门穴	推清肺金穴，推退下六腑穴，揉二人上马穴，推大清天河水穴，揉阳池穴
	阴痫	掐人中穴，分阳，推补肾水穴，推补脾土穴，推上三关穴，揉小天心穴	揉乙窝风穴，逆运内八卦穴，推四横纹，揉二人上马穴，推清天河水穴，捏挤神阙穴
58.水肿	阳水	揉小天心穴，揉二扇门穴，推清板门穴，分阴阳	推补肾水穴，揉二人上马穴，推清天河水穴
	阴水	推补脾土穴，推补肾水穴，揉外劳宫穴，揉二人上马穴，揉小天心穴，推清天河水穴	揉乙窝风穴，逆运内八卦穴，推四横纹
其他疾病			
59.遗尿		推补肾水穴，揉外劳宫穴，掐曲骨穴（或毫针刺，留针10分钟），捏挤神阙穴	推补脾土穴，揉乙窝风穴，逆运内八卦穴，推四横纹穴
60.尿频		推补肾水穴，推清天河水穴	揉小天心穴，揉二人上马穴
61.包茎炎		揉小天心穴，揉二人上马穴，推补肾水穴，推清天河水穴	推退下六腑穴
62.自汗	自汗表虚	揉小天心穴，揉乙窝风穴，推补肾水穴，推清板门穴	揉二人上马穴，推清天河水穴，揉肾顶穴
	里热自汗	推清板门穴，推四横纹，推清天河水穴	推补肾水穴，揉小天心穴，揉二人上马穴，推退下六腑穴
63.盗汗	心热盗汗	推补肾水穴，推大清天河水穴，推清板门穴	推清肺金穴，推退下六腑穴，揉小天心穴，揉二人上马穴
	心虚盗汗	推补脾土穴，推补肾水穴，逆运内八卦穴，推四横纹穴	揉外劳宫穴，揉小天心穴，揉二人上马穴，捏挤神阙穴，揉肾顶穴

（续表）

病名			处方用穴	
			主穴	配穴
其他疾病	64.失语症	实证	揉小天心穴，推补肾水穴，推大清天河水穴，推清板门穴	逆运内八卦穴，推四横纹穴，推清肺金穴，推退下六腑穴，揉小横纹穴，揉总筋穴，揉二人上马穴
		虚证	揉小天心穴，推补肾水穴，推补脾土穴，推上三关穴	逆运内八卦穴，推四横纹穴，揉外劳宫穴，揉二人上马穴，推清天河水穴
	65.项软		推补肾水穴，揉小天心穴	推补脾土穴，推上三关穴
	66.热疳		揉小天心穴，推补脾土穴，推上三关穴，分阳	推补肾水穴，推清板门穴，分阴，推退下六腑穴，推清天河水穴
	67.暑病	中暑	揉小天心穴，推补肾水穴，推清天河水穴，推清板门穴	分阴阳，揉二人上马穴，掐攒竹穴、鱼腰穴、丝竹空（或上三穴先用针刺继用捏挤法）
		伤暑	揉小天心穴，揉乙窝风穴，推补肾水穴，推清板门穴，推清天河水穴	逆运内八卦穴，推四横纹穴，揉合谷穴，揉二人上马穴，捏挤大椎穴、神阙穴（或上二穴先用针刺继用捏挤法）
		暑风	掐人中穴，揉小天心穴，分阴阳，揉阳池穴，推补肾水穴，推清天河水穴，揉二人上马穴	推清板门穴，推清肺金穴，推退下六腑穴，捏挤大椎穴
		暑厥 偏虚	掐人中穴，掐中冲穴，分阴阳（阳重），揉小天心穴，推补肾水穴，推清天河水穴	推补脾土穴，推上三关穴，揉肾顶穴，揉二人上马穴
		暑厥 偏实	掐人中穴，揉小天心穴，分阴，推补肾水穴，推清天河水穴	推四横纹穴，推清肺金穴，推退下六腑穴，揉阳池穴，揉二人上马穴

（续表）

病名		处方用穴	
		主穴	配穴
其他疾病	68. 疰夏	揉小天心穴，推补肾水穴，揉二人上马穴，推清板门穴	逆运内八卦穴，推四横纹穴，揉合谷穴，揉外劳宫穴，推清天河水穴，先针刺神阙穴继用捏挤法
	69. 小儿夏季热	揉小天心穴，揉乙窝风穴，推补肾水穴，揉二人上马穴，推清板门穴，分阴，揉肾纹穴	逆运内八卦穴，推四横纹穴，揉合谷穴，推清天河水穴捏挤神阙穴
	70. 翻肛	推四横纹穴，推清肺金穴，推退下六腑穴	推补肾水穴，推清天河水穴，推清大肠穴
	71. 脱肛	推补脾土穴，推补肾水穴，揉外劳宫穴，揉小天心穴	顺运内八卦穴，推清大肠穴，按百会穴，推龟尾穴，捏挤神阙穴（或先用三棱针刺后，继用捏挤法）

附录 3

孙重三小儿推拿流派辨证取穴（《儿科推拿疗法简编》）

病名	主穴	配穴
一、急惊风	掐中冲、掐人中、掐威灵、开天门、拿前后承山、拿委中	掐少商、分阴阳、清天河、捞明月、推肺经、掐五指节、运八宫、拿膝眼、猿猴摘果
二、慢惊风	推三关、掐五指节、运八宫、天门入虎口、推运三阴交	分阴阳、掐小天心、拿膝眼、赤凤点头
三、感冒发热	开天门、推坎宫、运太阳、运耳后高骨、掐风池	掐二扇门、按肩井
四、热吐	多退六腑、运八宫、推脾土、推天柱骨、按弦搓摩	分阴阳、少推三关、清肺经、运土入水、揉内劳宫、捞明月、揉涌泉、赤凤点头
五、寒吐	多推三关、补脾土、运八宫、掐足三里、推天柱骨	分阴阳、少退六腑、揉中脘、天门入虎口、按弦搓摩、按肩井
六、夹惊吐	分阴阳、推脾土、运八宫、推心经、推肝经、推天柱骨	掐五指节、掐外劳宫、掐十宣、揉涌泉、赤凤点头

（续表）

病名		主穴	配穴
七、伤乳食泻		分阴阳、推脾土、运八宫、侧推大肠、揉中脘、掐足三里	推三关、退六腑、天门入虎口、揉肚脐、拿肚角、苍龙摆尾
八、寒泻		多推三关、运八宫、推脾土、侧推大肠、天门入虎口、推上七节骨、揉脐及龟尾	分阴阳、少退六腑、补肺经、补肾水、掐足三里、按肩井
九、热泻		多退六腑、推脾土、清肾水、侧推大肠、揉脐及龟尾、苍龙摆尾	分阴阳、少推三关、清心经、揉外劳宫、运八宫、掐足三里、捞明月、分腹阴阳
十、脾虚泻		推三关、多补脾土、运八宫、运水入土、补肾水、推上七节骨、揉脐及龟尾、掐足三里	侧推大肠、天门入虎口、揉中脘、按肩井
十一、吐泻	1. 热证吐泻	分阴阳、多推脾土、运八宫、侧推大肠、掐小天心、多推腹阴阳、按弦搓摩、推天柱骨、清天河水	运土入水、清肾水、掐二人上马、掐四横纹、按肩井
	2. 寒证吐泻	多推三关、多补脾土、运八宫、推天柱骨、侧推大肠、推上七节骨	分阴阳、退六腑、天门入虎口、补肾水、按肩井
十二、痢疾	1. 赤痢	分阴阳、退六腑、清心经、推脾土、运八宫、揉中脘、揉脐及龟尾	推三关、侧推大肠、推肾经、拿肚角、掐足三里、赤凤点头
	2. 白痢	分阴阳、补脾土、运八宫、侧推大肠、天门入虎口、揉脐及龟尾、运土入水	推三关、退六腑、拿肚角、推上七节骨、按肩井
	3. 噤口痢	分阴阳、运八宫、推脾土、侧推大肠、揉脐及龟尾、按弦搓摩、揉中脘、掐足三里	推三关、退六腑、拿肚角、拿委中、摇肘肘

(续表)

病名		主穴	配穴
十三、腹痛	1. 寒痛	补脾土、推三关、掐足三里、摩肚脐、拿肚角	天门入虎口、掐揉一窝风、侧推大肠
	2. 虚寒痛	分阴阳（阳重阴轻）、多推三关、补脾土、天门入虎口、掐揉一窝风、摩肚脐、拿肚角	少退六腑、运八宫、赤凤点头
	3. 热痛	分阴阳（阴重阳轻）、多退六腑、掐一窝风、拿肚角、分腹阴阳、摩肚脐	少推三关、推脾土、运八宫、清天河水、捞明月、按肩井
	4. 伤食痛	分阴阳、推脾土、按弦搓摩、摩肚脐、拿肚角	天门入虎口、运八宫、揉中脘、掐一窝风、推下七节骨、苍龙摆尾
十四、小儿疳积		分阴阳、多补脾土、运八宫、掐四横纹、掐足三里、揉中脘、按弦搓摩	推三关、退六腑、天门入虎口、掐二人上马、清肾水（清后要补）、摩肚脐、摇肘肘
十五、脱肛		补脾土、侧推大肠、掐揉百会、揉龟尾、推上七节骨	分阴阳、推三关、退六腑、运八宫、摩肚脐、拿肚角、按肩井
十六、咳嗽	1. 外感咳嗽	开天门、运太阳、运耳后高骨、运八宫、推揉膻中、揉肺俞、推экс经	分阴阳、掐二扇门、天门入虎口、按肩井
	2. 内伤咳嗽	分阴阳（阳轻阴重）、运八宫、推脾土、推肺经、补肾水、按弦搓摩、推揉膻中、揉肺俞	推三关、退六腑、掐二人上马、天门入虎口
十七、痫症		运八宫、推肺经、掐威灵、掐心经、拿百虫、拿委中、拿后承山	分阴阳、推三关、退六腑、补脾土、按弦搓摩、掐内劳宫、赤凤点头

（续表）

病名			主穴	配穴
十八、小儿麻痹症	（一）初热期		开天门、推坎宫、推天柱骨、分阴阳（多分阴）	
	（二）瘫痪前期		不宜推拿治疗	
	（三）瘫痪期和后遗症期	1. 上肢不能抬举	掐臂臑、掐肩髃、掐肩贞、掐肩井、推上肋骨弓	
		2. 肘关节不能伸屈	掐揉手三里、掐曲池、摇肘肘法。肘不能屈曲的可加掐尺泽	
		3. 手腕不能背屈和手指不能伸直	掐合谷、掐外关、掐支沟、凤凰展翅、飞经走气	
		4. 手腕、手指不能屈曲	掐间使、掐内关、掐灵道、掐神门、摇肘肘	
		5. 足不能背屈	掐阳陵泉、掐阳辅、掐悬钟、掐足三里、按膝法	
		6. 足不能外转和伸展	掐阳辅、掐悬钟、掐阳陵泉、掐足三里、拿昆仑、按膝法。足不能外转加摇踝关节（向外摇），足不能伸展加掐商丘、掐太冲	
		7. 足不能内转和屈曲	掐太溪、掐三阴交、拿委中、拿后承山、按膝法。足不能内转加摇踝关节（向内摇），掐阳陵泉	
		8. 髋关节不能前屈	按压伏兔、按揉阴市、按揉梁丘、抖腿	
		9. 内翻足	掐阳陵泉、掐悬钟、掐阳辅、掐三阴交、掐昆仑、按揉环跳二、摇踝关节（向外摇）、按膝法	
		10. 外翻足	掐太溪、掐交信、掐三阴交、拿委中、拿承山、摇踝关节（向内摇）、按膝法	
		11. 外翻仰趾足	掐交信、掐三阴交、拿委中、拿承山、掐阳陵泉、按揉环跳一、按膝法	
十九、尿闭			推箕门 400 次，按揉膀胱左揉 300 次、右揉 300 次	
二十、落枕			掐风池 15～20 次，下推至肩井 20～30 次，揉椎旁 10～15 次，摇患儿之头左右各 1 次	

附录 4

孙重三小儿推拿流派"十三大手法"图(《儿科推拿疗法简编》)

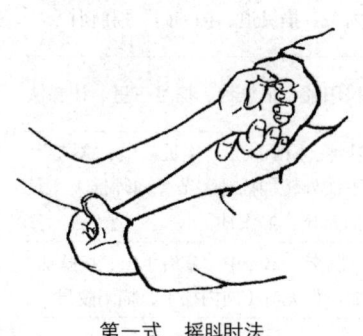

第一式 摇肘法

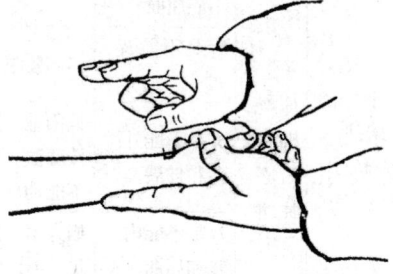

第二式 打马过天河法

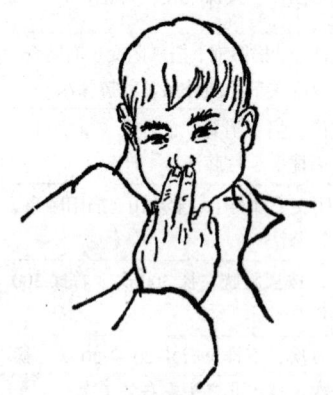

第三式 黄蜂入洞法

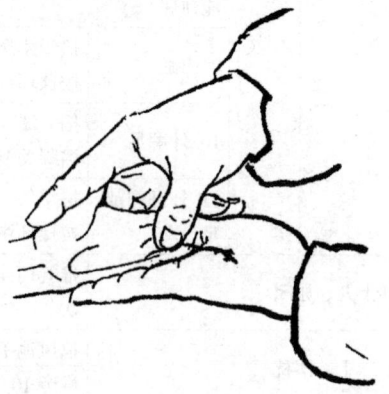

第四式 水底捞明月法

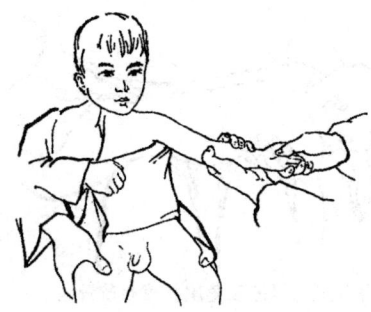
第五式　飞经走气法一

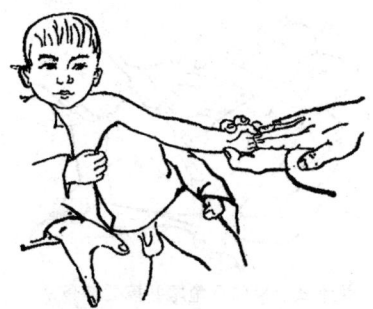
第五式　飞经走气法二

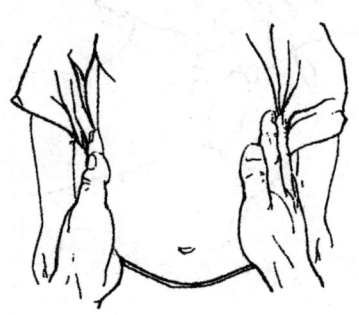
第六式　按弦走搓摩法

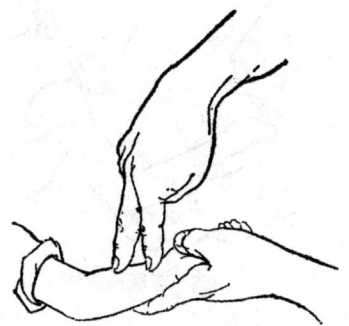
第七式　二龙戏珠法

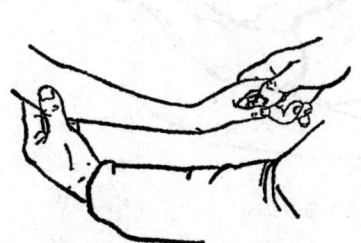
第八式　苍龙摆尾法

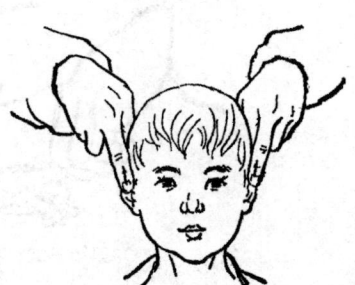
第九式　猿猴摘果法

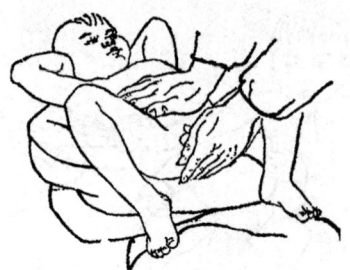
第十式　揉脐及龟尾并擦七节骨法一

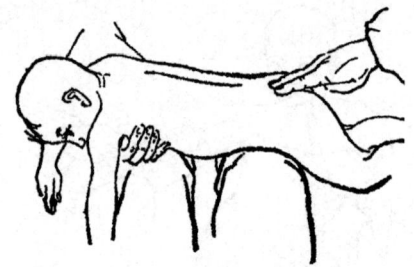
第十式　揉脐及龟尾并擦七节骨法二

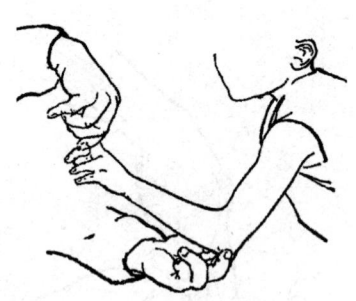
第十一式　赤凤点头法

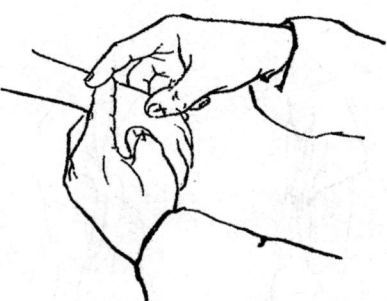
第十二式　凤凰展翅法

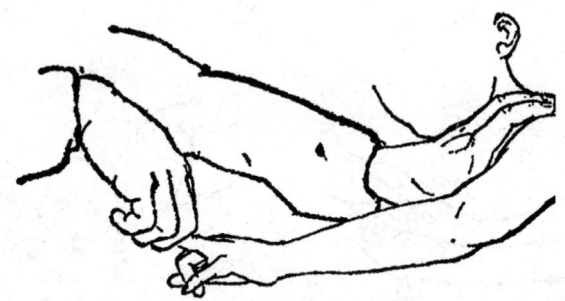
第十三式　按肩井法（总收法）

致　　谢

　　岁月不居，时节如流。博士生活于我而言收获的不仅仅是一份学业，更是一段难忘的人生岁月！

　　特别感谢恩师王振国教授。刚入学时，老师语重心长地第一次教导我：攻读博士是人生中很重要的一次机会，要认真对待，真正做些事情。我铭记在心！此后，从文章发表、读书报告、选题、开题、资料收集、调研、论文撰写、预答辩、外审到论文完成，这一路走来，老师就像领着一个刚学走路的孩子，坚定地走了一段又一段！不放手，不放弃！就如同他一贯做人做事的原则：执着、坚韧、认真、严谨、平和、大度！教导中透着鼓励，指点中带着安慰，教我做文章、做学问、做人！

　　欧阳老师曾说"小专业也能做成大文章"，可惜我的文章做得不够大，这只是开始，还得加倍努力，不辜负老师的期望和鼓励。

　　刘更生老师指导我调研期间曾说"一切都是缘分"，鼓励我顺利完成调研活动，最终收获了大量珍贵资料和相关人员的支持。

　　感谢郭瑞华老师为我讲解文献专业课知识，每周1次，为期近3个月，使我顺利通过入学考试；还有撰写论文期间对我进行学术指导，使我受益匪浅。

感谢张成博教授、田思胜教授、刘桂荣教授、宋咏梅教授在开题和预答辩时给予我的指导和帮助。

感谢山东中医药大学针灸推拿学院及附属医院推拿科的领导及诸位老师,为我的学习提供了时间和精力上的保证。

感谢山东中医药大学附属医院推拿科张素芳老师,为我提供孙重三小儿推拿流派的珍贵资料;感谢青岛大学医学院附属医院田常英老师、张荣苏老师为我提供张汉臣小儿推拿流派的珍贵资料,感谢青岛大学医学院附属医院人事档案科提供张汉臣本人的珍贵资料;感谢青岛市海慈医疗集团赵鉴秋老师和葛湄菲老师。特别感谢三大流派的传人张素芳、田常英、赵鉴秋三位老师在整个论文撰写过程中给予我的鼓励和支持!

攻读博士的日子,是我对家人心怀歉疚的时期。感谢我的爱人、我的父母为我付出的一切;感谢我的儿子,他天使般的笑容是我前进最大的动力!

在本书付梓之际,我谨向恩师以及所有帮助和支持过我的人致以最崇高的敬意和最衷心的感谢!

调研珍贵照片

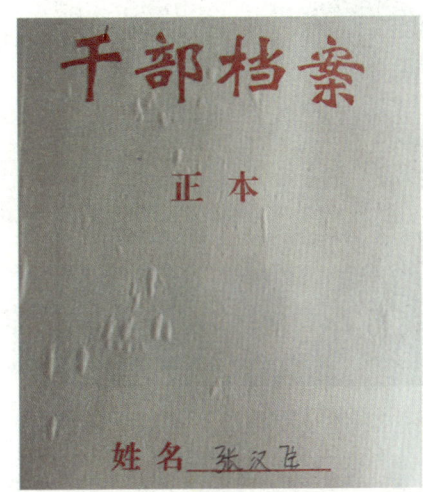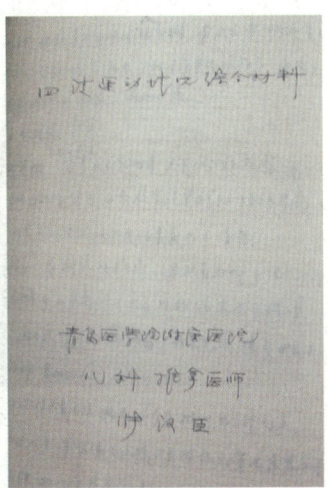

◎张汉臣档案

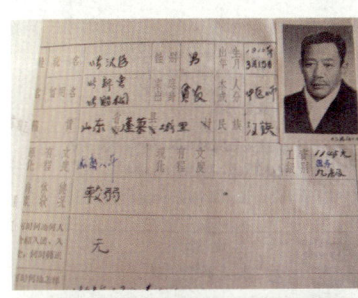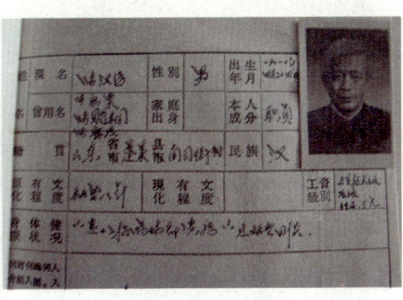

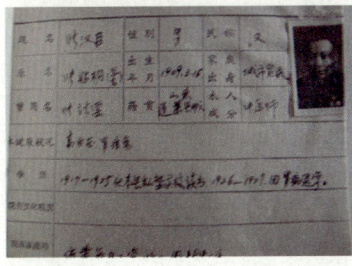

◎张汉臣本人照片

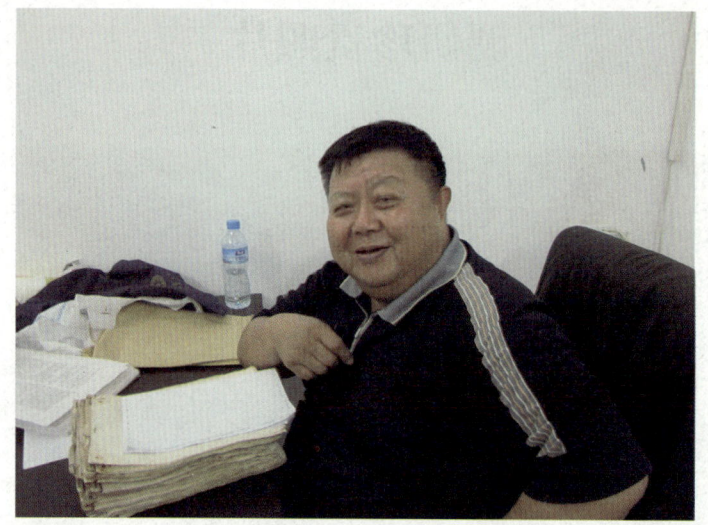

◎张汉臣之子张荣荪先生

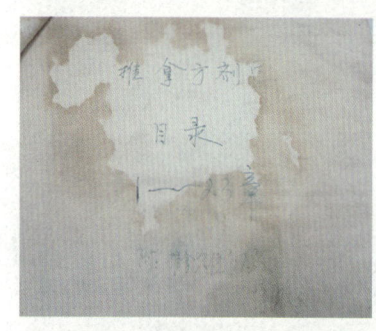
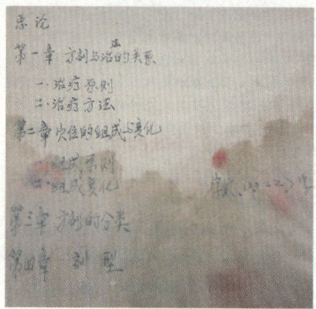
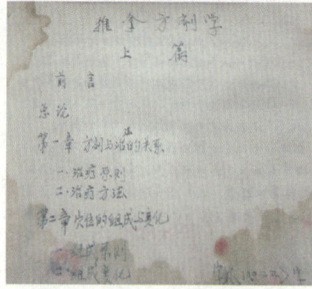

◎张汉臣生前书稿

下 篇

当代齐鲁小儿推拿学术流派研究

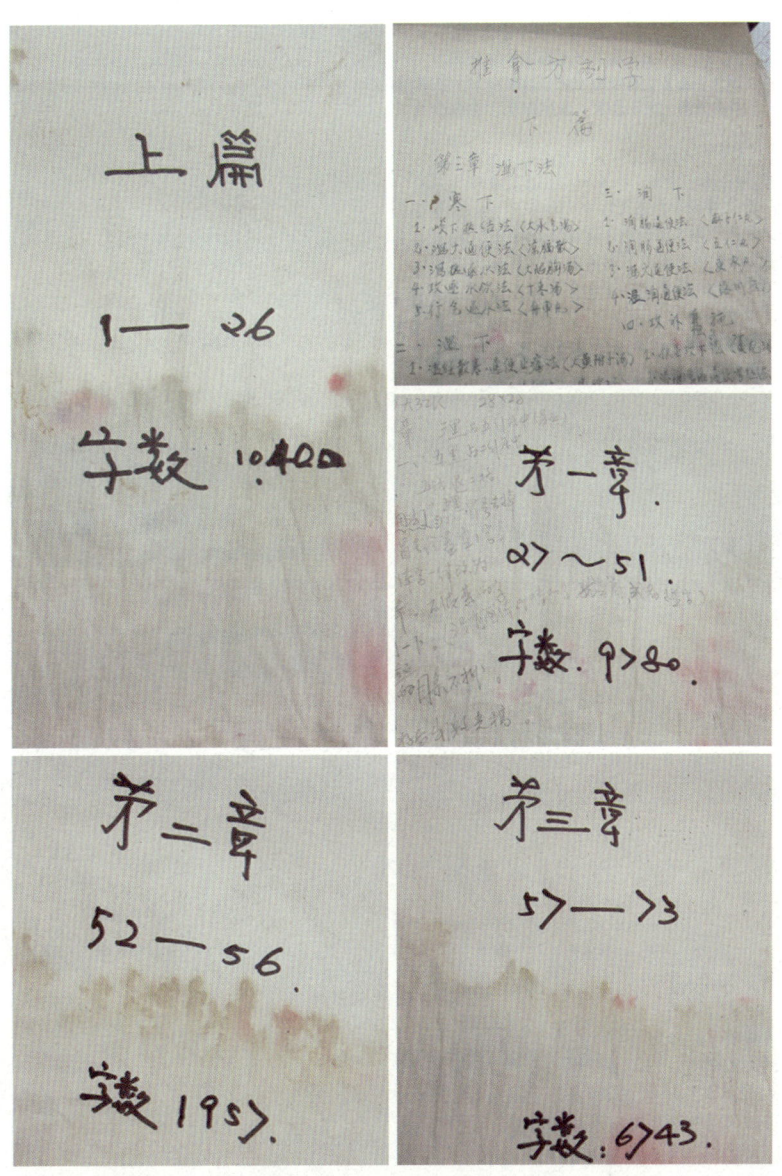

◎张汉臣生前书稿

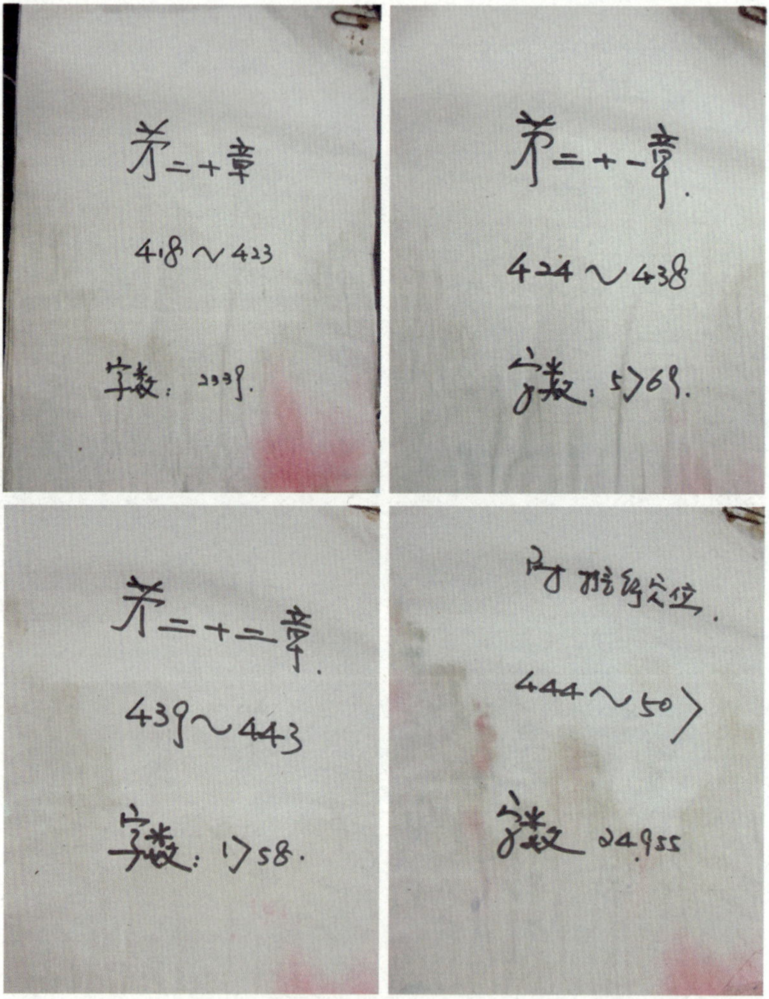
第二十章
418～423
字数：2339.
第二十一章.
424～438
字数：5769.
第二十二章.
439～443
字数：1758.
444～507
字数 24955

◎张汉臣生前书稿

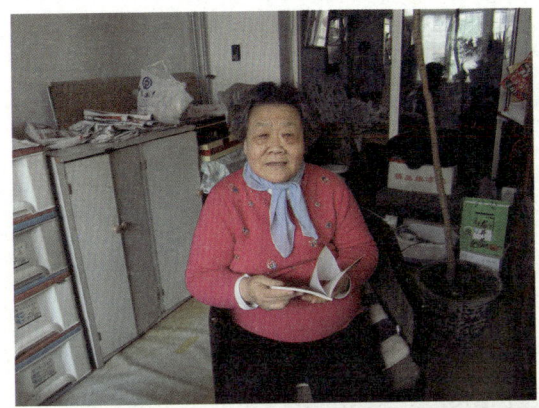

◎张汉臣流派第二代传人代表田常英先生

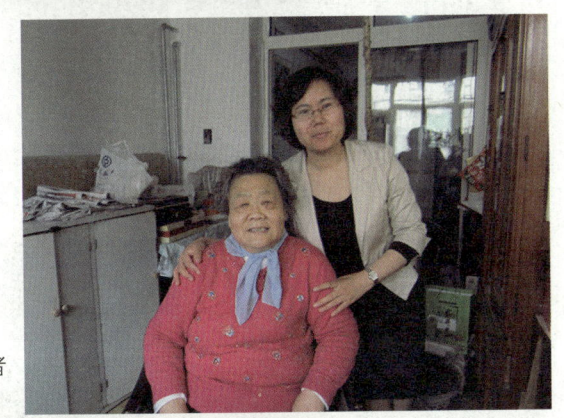

◎田常英先生与作者合影

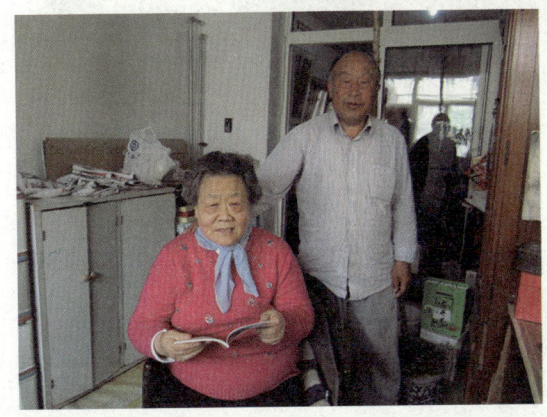

◎田常英先生夫妇合影

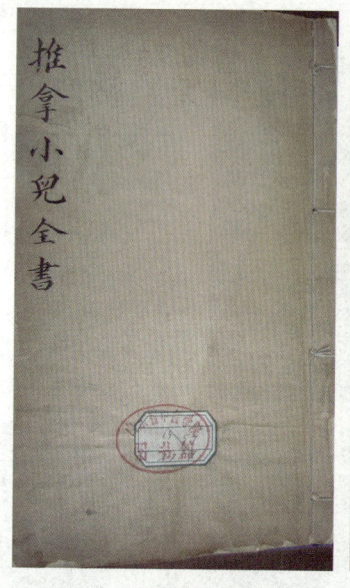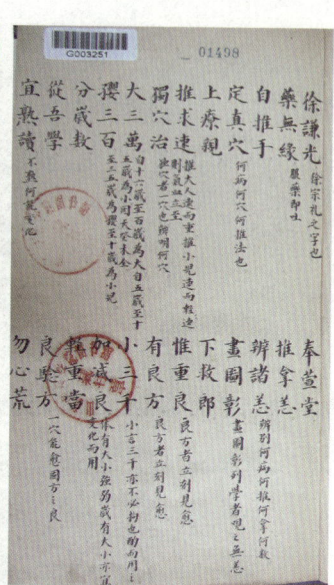

◎《推拿小儿全书》(《推拿三字经》)

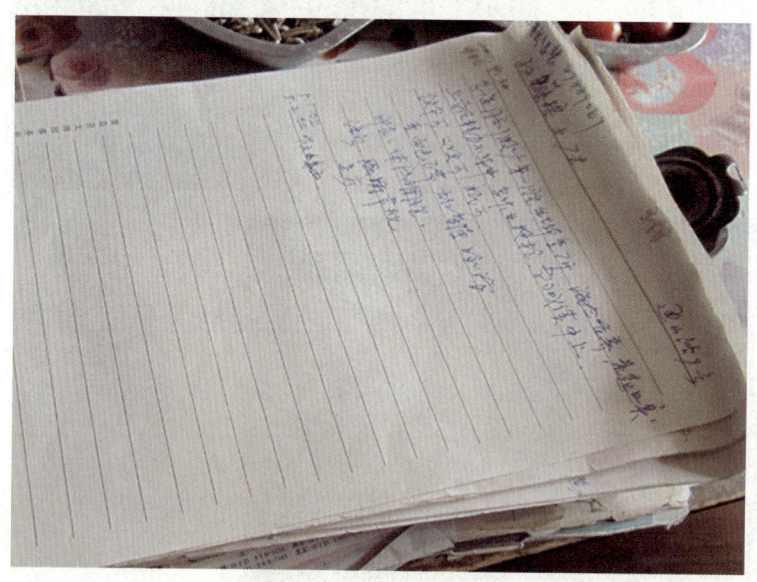

◎三字经流派第二代传人赵鉴秋先生书稿

下篇 当代齐鲁小儿推拿学术流派研究

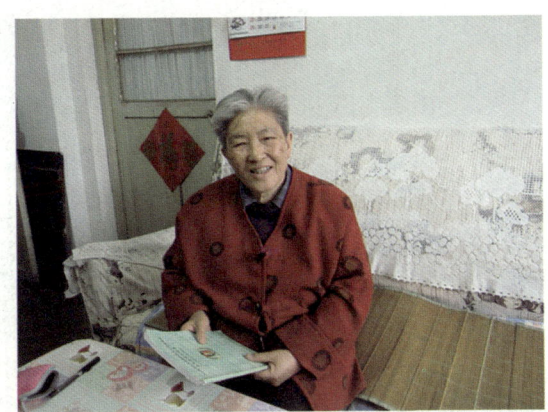

◎三字经流派第二代传人赵鉴秋先生

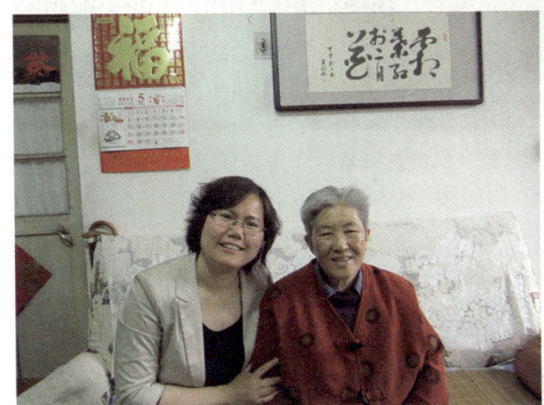

◎赵鉴秋先生与作者合影

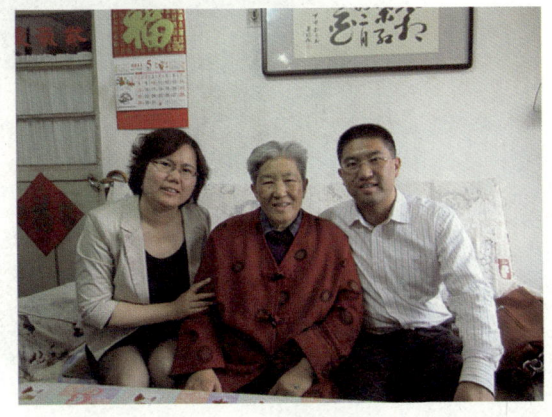

◎赵鉴秋先生与其子宋飞先生及作者合影

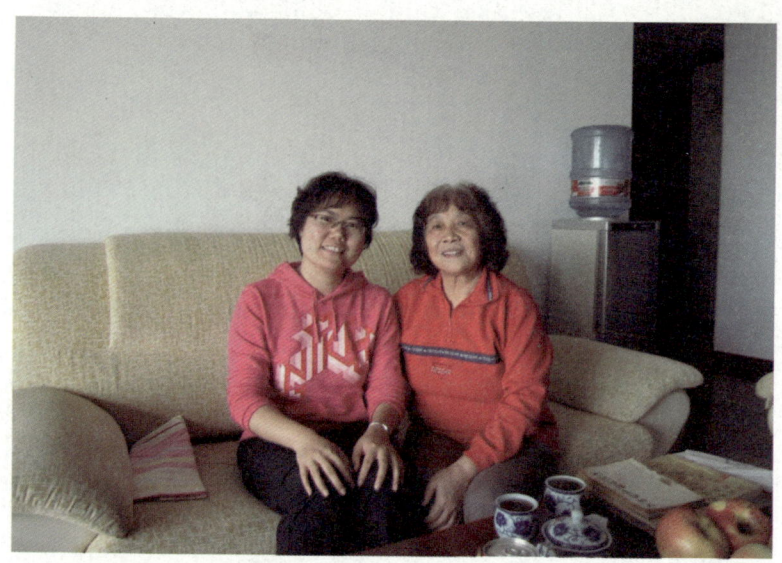

◎孙重三流派第二代传人张素芳先生与作者合影

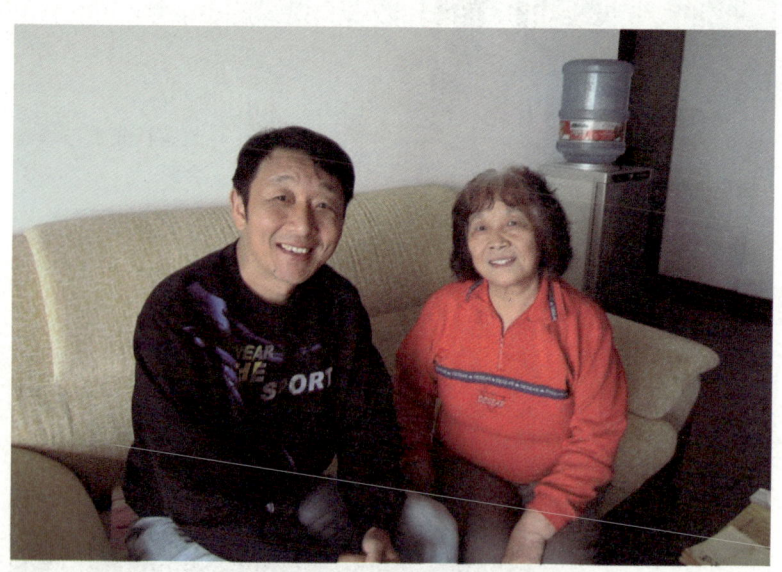

◎张素芳先生与课题组刘更生教授合影